DANÇATERAPIA

Dados Internacionais de Catalogação na Publicação (CIP)
(Câmara Brasileira do Livro, SP, Brasil)

Fux, María
   Dançaterapia / María Fux [tradução de Beatriz A.
Cannabrava]. São Paulo : Summus, 1988.

   Título original: Primer Encuentro con la Danzaterapia
   ISBN 978-85-323-0315-8

   1. Dança terapêutica I. Título.

88-0025   CDD-615.85155

Índices para catálogo sistemático:

   1. Dançaterapia 615.85155
   2. Terapia pela dança 615.85155

Compre em lugar de fotocopiar.
Cada real que você dá por um livro recompensa seus autores
e os convida a produzir mais sobre o tema;
incentiva seus editores a encomendar, traduzir e publicar
outras obras sobre o assunto;
e paga aos livreiros por estocar e levar até você livros
para a sua informação e o seu entretenimento.
Cada real que você dá pela fotocópia não autorizada de um livro
financia o crime
e ajuda a matar a produção intelectual de seu país.

Dançaterapia

María Fux

summus editorial

Do original em língua espanhola
PRIMER ENCUENTRO CON LA DANZATERAPIA
Copyright © 1982 by María Fux
Direitos para a língua portuguesa adquiridos
por Summus Editorial

Tradução: **Beatriz A. Cannabrava**
Capa: **Roberto Strauss**
Impressão: **Sumago Gráfica Editorial Ltda.**

Summus Editorial
Departamento editorial:
Rua Itapicuru, 613 – 7º andar
05006-000 – São Paulo – SP
Fone: (11) 3872-3322
Fax: (11) 3872-7476
http://www.summus.com.br
e-mail: summus@summus.com.br

Atendimento ao consumidor:
Summus Editorial
Fone: (11) 3865-9890

Vendas por atacado:
Fone: (11) 3873-8638
Fax: (11) 3873-7085
e-mail: vendas@summus.com.br

Impresso no Brasil

Este livro tem uma destinatária.

É minha mãe.

Ela me ensinou com o exemplo, desde a minha mais tenra infância, ao superar a rigidez de sua perna sem rótula.

Com sua perna rígida ensinou-me a dançar.

Minhas lembranças remontam agora aos meus primeiros cinco anos de vida. Junto a meus irmãos, minha mãe se movia dançando e cantando. Eu, sem sabê-lo, durante toda a minha vida fui a perna móvel de minha mãe.

Ela, sem sabê-lo, com sua linguagem cheia de amor e alegria, através de suas limitações, através do seu desejo de mover-se, e sempre expressando-se, fez com que eu aprendesse o que as palavras dança e movimento podiam abrigar como um caminho de superação e de vida.

A ela, de quem tanto aprendi, dedico este livro.

E a cada um dos meus alunos, que motivaram esta experiência.

A todos eles meu amor e meu agradecimento.

Agradeço também a Mario Sánchez, que com sua câmara captou as imagens vivas do meu trabalho com uma comunicação total, ao longo de dois anos de trabalho.

ÍNDICE

I. *Introdução*	9
II. O que é o silêncio	11
III. Dançaterapia para o deficiente auditivo ...	15
IV. A importância da linha e da cor para o deficiente auditivo	27
V. Experiência numa escola para deficientes auditivos	31
VI. Uma deficiente auditiva dá aulas em meu estúdio	37
VII. A música como elemento mobilizador para a expressão do corpo	41
VIII. O que é o ritmo interno	47
IX. As palavras "mães"	51
X. A cor na mobilização sensível do corpo ...	53
XI. Uma experiência no Hospital Ferrer, com doentes de poliomielite	59
XII. Uma menina queimada	63
XIII. Experiência com cegos	65
XIV. Experiência frustrante com uma menina autista surda	71
XV. María, um caso limite	77

XVI. Adriana 83

XVII. Sonia: "O silêncio dança" 87

XVIII. Grupo de mães e filhas 91

XIX. Caminhos para o encontro com a dançaterapia 95

XX. Fragmentos de cartas recebidas 101

I. INTRODUÇÃO

Nunca pensei que depois de ter realizado, há alguns anos, meu primeiro livro, *Dança, experiência de vida*, sentiria novamente a necessidade de buscar, através da palavra escrita, este encontro que tanto amo. De referir-me a esta linguagem não-verbal que é o movimento de reconhecimento corporal, e que tem me ajudado, ao longo de mais de trinta anos, a reconhecer, através do movimento, essa linguagem encerrada que ajuda a transformar e melhorar aquilo que somos: a dançaterapia.

Dancei durante toda a minha vida e vivo do meu trabalho profissional com a dança no meu país, Argentina, e no exterior.

Agora que me disponho a recapitular o vivido, sinto também que as palavras podem ir saindo para refletir essa experiência transformadora, que irei mostrando-lhes através da minha própria vida: a recuperação de tanta gente que se aproximou de mim em busca de seu próprio corpo, sendo eu apenas uma ponte de comunicação.

Foi assim que, trabalhando criativamente no palco e, ao mesmo tempo, dando aulas com esse material criador que há em mim, pude, lentamente, discernir uma linguagem corporal que me ajudou a ir ao encontro de crianças, adolescentes e adultos que buscavam na minha experiência a forma de reconhecer, de aceitar seu próprio corpo e de recuperá-lo.

Pouco a pouco fui organizando aulas abertas, com sentido criador. Esse sentido criador e a comprovação de que mesmo aqueles que tinham grandes dificuldades corporais podiam criar sempre, em espaços limitados, tornou possível que a frase "não posso fazer isso", que alguns pronunciavam, fosse se transformando em "sim, posso".

Pouco a pouco, essa experiência de ver as transformações importantes que se manifestavam nos meus grupos me fez compreender que as aulas cumpriam um papel terapêutico. Eu não usava a palavra "terapia", mas os psiquiatras e psicólogos que viam meu trabalho me confirmaram que o era e fizeram com que crescesse em mim aquilo que estava realizando: a dançaterapia.

Os potenciais adormecidos no corpo se transformam quando ele, ao mover-se, se expressa numa linguagem não--verbal, que vai produzindo, ostensivamente, mudanças positivas, não apenas corporais mas também psíquicas.

Um exemplo dessa relação entre minhas buscas coreográficas e meus achados de dançaterapia poderia ser o silêncio.

Como surgiu em mim a necessidade de dançar o silêncio?

Foi em 47. Necessitava música para uma dança que havia surgido no silêncio; chamava-se "A última folha". Não pude encontrar a música e nesse momento me perguntei: "Já que não encontro a música, a dança nasceu no silêncio?". Foi uma revelação intuitiva que me ajudou muito: muitos anos depois, quando me encontrei diante de uma menina surda de quatro anos, tive condições de ajudá-la a sair de seu isolamento porque, graças àquela dança silenciosa, podia saber que no silêncio existe um ritmo interno.

Comecei, assim, junto com a menina surda, Letícia, a percorrer um longo caminho que me leva a dizer hoje: o silêncio pode ser dançado, os deficientes auditivos podem romper seu isolamento para criar, através dele e com ele, movimentos, danças.

II. O QUE É O SILÊNCIO

Quanto desejo de compreender o que é o silêncio e quantas dúvidas, quanta luta por aceitá-lo. Porque sabia que aí havia um caminho que me levaria a alguém que me esperava: o deficiente auditivo.

Neste momento estou junto a uma ampla janela de minha casa, em Buenos Aires. É outono e vejo o rio. Diante de mim vejo que se movem numerosas pombas. Olho-as com atenção. Estão falando seu próprio idioma, estão se expressando.

Não percebo nenhum som. Cinzentas, brancas, as pombas se movem em silêncio no espaço que minha janela emoldura e, com ele, os ritmos de seus corpos que se deixam levar por uma linguagem que não entendo, mas posso ver.

Voam cadenciosamente. Eu as olho. Não posso escutá--las. Sinto o silêncio ao meu redor, intenso, frágil, capaz de romper-se a qualquer momento.

Porque eu ouço e posso captar os sons da vida.

Este silêncio, o das pombas que dançam, é apenas um fragmento da minha vida, porque eu tenho memória auditiva e posso recorrer a essa memória e pensar no rumor de seu vôo... Mas, o que sentiria se fosse surda?

Durante anos essa pergunta me perseguiu permanentemente. A curiosidade por esse universo silencioso que habita os que não ouvem, onde não existe memória auditiva, fez com que eu vivesse um aprendizado doloroso, mas ao mesmo tempo muito rico em encontros que mobilizaram uma nova linguagem corporal.

Como é o silêncio

Para uma pessoa que ouve, o silêncio não é profundo nem permanente.

Para uma pessoa que não ouve é um poço sem cores, é um buraco profundo. Um lugar inatingível, porque não existe memória sonora, e porque tudo se cria em cada instante — palavras, sons do próprio corpo, ritmos que nascem dele, e compreensão de que existem ritmos lá fora, na natureza e no espaço.

Para quem não ouve, o silêncio não é tão dramático como para nossa imaginação. É apenas o cotidiano. O que é inimaginável é a existência do som.

Por isso é tão necessário para a criança, o adolescente e o adulto que não ouvem descobrir que seu corpo pode dançar com a palavra ou com o ritmo através de sua própria expressão. E é assim que, ao reconhecer isso, produz-se neles uma transformação: da imensa solidão da não-comunicação com seu corpo à felicidade de poder criar seus próprios ritmos e expressá-los.

Mas, como fazer para expressar esse corpo-palavra, esse corpo-ritmo, esse corpo-expressão?

Suponhamos um grupo de crianças que inclua tanto gente que ouve como deficientes auditivos. São aproximadamente vinte e cinco crianças. Como meu propósito é conseguir que se mexam, e algumas das crianças ouvem, ponho música. Mas, evidentemente, para as crianças que não ouvem a compreensão do movimento não será atingida através do canal auditivo, mas sim através da expressão do meu corpo e dos corpos de seus companheiros da mesma idade, que se movem num clima de expressão coletiva, no qual a criança surda e isolada se contagia e busca, no princípio cóm um balbucio corporal, esses primeiros encontros que depois serão linguagem.

Sem pressioná-las, com um sorriso que lhes demonstra minha aceitação e a aceitação do grupo, eu lhes dou segurança e as estimulo por meio de desenhos que traço num papel, desenhos muito primários que permitem que compreendam que, ao se moverem, estão desenhando no ar. E é assim que, lentamente, posso utilizar palavras que se introduzem no corpo e adquirem vida própria.

Se falo do mar a um grupo de crianças de três a cinco anos, algumas já o terão visto; as que ouvem conhecem-lhe o som, não conhecem a palavra escrita.

As que não ouvem, com o desenho que lhes faço no papel reconhecem o mar sem som, a forma, a cor. E então, lentamente, modulo com minha boca "om... om...", deixo sair o som-movimento, ondulante nesse caso, que brota de todo o meu corpo e vai induzindo as crianças a uma movimentação total onde, agora sim, depois que utilizaram o "om... om..." com o movimento, a palavra "mar" cobra um significado diferente daquele que teria tido se não tivesse sido compreendida pelo corpo.

A palavra "mar" é introduzida na vida da criança que não ouve, que vive no silêncio, e que pode recuperar, pela primeira vez, o som do seu próprio corpo numa união que nunca irá esquecer, porque saberá, em seu inconsciente, que eles puderam desenhar o mar com o movimento ondulante.

Trata-se de um primeiro encontro e também de um primeiro encontro com as palavras-mães...

Não apenas a palavra "mar" vai ficar suspensa aí, mas, para que possam interpretar a utilização das velocidades e do ritmo, vou introduzindo outro elemento: o vento. O vento é forte ou fraco, rápido ou lento; eu não expresso isso com palavras estáticas, mas produzindo o tempo todo um trabalho coletivo de formas totalizadoras e contrastadas, que vai dando a todo o grupo, ouvindo ou não, elementos que ajudam a reconhecer ritmos diferentes. Pensem que estou rodeada por um grupo de crianças de três a cinco anos, e que agora usamos pela primeira vez a frase "o mar se move e me move com o vento forte ou suave": as crianças dançam as palavras.

Sempre procuro os elementos simples e profundos da natureza e das coisas que nos cercam. Desejo ser também uma menina de três a cinco anos. Desejo não poder ouvir para compreender melhor que importância pode ter para o corpo uma palavra integradora que se transforme em movimento.

Realizo todo esse trabalho integrando os que ouvem com os que não ouvem, e muitas vezes me surpreendo quando comprovo que aquele que não ouve, apesar de não conhecer minha voz, tem memória auditiva e recolhe todos os elementos sonoros que existem ao seu redor; parece-me extraordinário perceber que a criança que não ouve é mais receptiva, porque tem verdadeira sede de compreender e fica muito feliz quando compreende as imagens corporais que transforma.

Para uma bailarina, para quem pratica a dança, é muito difícil fazê-lo sem dados ritmos sonoros. E também o é para quem ouve, inclusive para quem nunca dançou.

Para atingir o ritmo não-audível é necessário rastrear outra dimensão do movimento, e nossos corpos, nossa mente, aquilo que somos como seres humanos deve sensibilizar-se, deve compreender, deve perceber para chegar a esse encontro.

Qual é o caminho? Como chegar a ele? Com que finalidade?

Essas são perguntas que ainda hoje eu formulo a mim mesma quando enfrento grupos de diferentes idades, crianças que ouvem e crianças que não ouvem, buscando no movimento respostas que elas possam compreender quando se transformam em movimentos que lhes pertencem e que mudam na medida em que são vividos.

III. DANÇATERAPIA PARA O DEFICIENTE AUDITIVO

O silêncio que rodeia quem ouve nunca é total.

Sua memória auditiva impede que esqueça: não pode esquecer a música, as vozes, os ruídos, as palavras, toda essa massa corporificada de sons que o envolve.

Mas o mundo do silêncio — exterior e interior — é às vezes absoluto e de existência real: é o silêncio de quem não ouve. E esse silêncio pode ser expressado e dançado.

Tive meu primeiro encontro com esse silêncio quando conheci a Letícia, uma menina surda de quatro anos. Foi um encontro casual e definitivo para nós duas.

Certa noite, ao finalizar minha atuação num espetáculo ao ar livre, uma mãe aproximou-se com sua filhinha de quatro anos. Fiquei assombrada com a expressão de seus olhos. Uma expressão incomum em seus olhos negros. Olhava-me com atenção, mas com uma espécie de receio, coisa que me surpreendeu, pois as crianças, sempre que acaba o espetáculo, aproximam-se para tocar-me e ver se sou de verdade.

A expressão dos seus olhos me chamou tanto a atenção que perguntei se estava doente, e sua mãe me disse: "É surda de nascença."

Fiquei toda arrepiada. Era a primeira vez que via uma menina surda de quatro anos. Enquanto me despedia de seus pais, disse-lhes que fossem até minha casa para tentar fazer com que Letícia se expressasse com seu corpo.

Os pais duvidaram: "É surda", repetiram com muita dor.

Eu queria fazer algo por ela. Sabia que já havia criado muitas danças no silêncio e pensei que esses grandes olhos negros doloridos poderiam transformar-se, se Letícia encontrasse um caminho de expressão com seu corpo.

Eu já sabia que se podia criar no silêncio.

Eu tinha fé. Gostava da menina. Queria ajudá-la. Não sabia o que ler nem com quem falar. Ao meu redor também havia silêncio.

Meus primeiros encontros com ela demonstraram que eu também tinha medo e não sabia o que fazer.

Realizei movimentos de pantomima que a deixavam espantada; a exuberância dos meus movimentos não a aproximavam de mim. Gritava, desinteressava-se pelo que eu estava fazendo e não consegui que participasse em nada.

Utilizei tudo o que podia imaginar de elementos visuais: fitas coloridas, bexigas, bolas. Dançava para ela permanentemente. Chamei-as de "Danças para Letícia", tratando de que Letícia também dançasse para mim, mas foi em vão.

Seus gritos eram sempre como uivos. Enchiam minhas noites de angústia. Eu não sabia que caminho tomar para chegar a ela.

Um dia dei-lhe de presente umas sapatilhas de dança e uma malha azul.

Perguntei à mãe onde é que Letícia guardava essas coisas; ela me respondeu que era debaixo do travesseiro. Compreendi com alegria, através desse fato, que, apesar de seus gritos e aparente irritação para comigo, eu havia chegado à zona de seu afeto. E isso sempre é fundamental numa relação terapêutica.

Durante seis meses, em minha casa, tive esses encontros com Letícia, quando eu procurava entrar em seu mundo de silêncio, e, pouco a pouco, comecei a compreendê-la.

Quando soube que, ao me ver dançar na televisão, tinha beijado a tela, confirmei que começava a gostar de mim.

Uma tarde chegou à minha casa muito excitada. Tinha nascido sua irmãzinha.

Intuitivamente comecei a mover-me como se tivesse um bebê no colo, balançando como se o estivesse ninando. Letícia foi se aproximando de mim, lentamente, balançando-se e pela primeira vez sentou-se à minha frente. Então eu disse "ne-nê". Continuei pronunciando essa palavra, balançando-me como se tivesse um bebê nos braços; para minha surpresa, Letícia, movendo-se com seus bracinhos, começou a usar a palavra; da sua boca saiu o som "ne-nê", unido ao movimento.

Daí em diante, empreguei uma série de movimentos vinculados com palavras que Letícia pudesse compreeender e que servissem de ponte para o movimento.

Nunca mais utilizei o movimento só pelo movimento, mas, sim, movimentos-palavras. E quando não eram compreendidos por ela, usava quadros com imagens que os esclareciam e criavam um clima de contato com o corpo.

Por exemplo, se eu pensava "água", levava-a até uma torneira, nos molhávamos, ríamos e ritmicamente usávamos a palavra "água" com o movimento de nosso corpo. Banhávamo-nos como se tivéssemos a água sobre nós, movendo-nos com alegria.

Visualizávamos o ritmo da água caindo gota a gota da torneira e usávamos o som "toc... toc...". E então, com esse som que saía das nossas bocas, movíamo-nos no espaço, na sala da minha casa, que foi onde ela começou a encontrar sua própria linguagem corporal e expressiva.

Durante um ano inteiro passamos, todas as semanas, uma hora sozinhas tratando de descobrir-nos.

Eu tratava de penetrar em seu silêncio. Ela tratava de compreender como seu corpo falava com o movimento. Comecei a ver suas transformações e sua alegria foi crescendo de semana a semana.

Depois desse tempo, compreendi que nosso trabalho a sós devia se concluir.

Se ela vivia num mundo de pessoas que ouvem, era necessário integrá-la a um grupo de meninas de sua idade, que não fossem surdas.

Não foi fácil. O encontro com as outras meninas demonstrou-lhe que eu não era só dela. Que as meninas me conheciam, gostavam de mim e que também conheciam a linguagem corporal que ela empregava, linguagem que não lhe pertencia com exclusividade.

Teve uma regressão violenta, tornando a mostrar o comportamento que eu tinha conhecido no começo dos nossos encontros, um ano antes.

As outras meninas se mostraram surpreendidas com os gritos da Letícia; não entendiam por que fazia isso. Não quis lhes dizer que era surda. Ao terminar a aula, expliquei que Letícia vinha de um país distante, que não falava nossa língua e que a única maneira de entender-nos era através da dança. Se todo o grupo me ajudasse, Letícia ia participar. Todas disseram que sim.

Durante semanas, no dia da aula, Letícia ficava num canto e me olhava, agressiva e hostil. Eu persistia em dançar ao seu redor, sem fustigá-la, sorrindo e mostrando-lhe com meu corpo movimentos que pudesse compreender para que, através dos meus sorrisos, soubesse que eu gostava dela. Finalmente, um dia, reconhecendo minha aceitação mesmo diante de sua hostilidade, lentamente foi-se aproximando do grupo e, na minha frente, participou pela primeira vez no movimento coletivo.

O fato de saber que eu gostava dela e que a aceitava tal como era, saber que o silêncio era uma ponte entre as duas, e a força do grupo que a aceitava, ajudaram Letícia a entrar no mundo do movimento e a mim a reconhecer que "o silêncio pode ser dançado".

Hoje, Letícia é uma mulher. Continua dançando em meu estúdio. Tomou parte em espetáculos juntamente com bailarinas que ouvem e que não ouvem e, sobretudo, é um ser a quem a dançaterapia deu um acervo de expressão e conhecimento corporal que, de outra maneira, não teria podido encontrar para chegar a seu equilíbrio. E essa linguagem não-verbal, reforçada pela compreensão de sua inteligência, fez de Letícia um ser feliz que reconhece em seu corpo a possibilidade de expressar-se.

Depois dessa experiência nunca mais dei aulas individuais a crianças surdas, nem as separei das que ouvem, porque percebi que um grupo integrado ajuda a desenvolver a capacidade de compreensão daqueles que padecem de uma deficiência auditiva.

O grupo permite que os deficientes auditivos captem visualmente aquilo que podem desenvolver, embora às vezes em diferentes tempos. Ou seja, num grupo integrado as crianças, adolescentes ou adultos com problemas conseguem compreender visualmente, através dos outros e com os outros, as possibilidades de movimento que podem buscar dentro de si mesmos; em compensação, se tivessem aulas individuais, perder-se-ia muito tempo, pois não há a possibilidade de comparação. Por isso creio que os trabalhos devem ser feitos em grupo. Uns ensinam aos outros e possibilitam a comunicação, tão vitalmente necessária por falta de uma linguagem verbal que possa ser captada corporal e visualmente.

Com os grupos, incluindo sempre os deficientes auditivos, faço bem visível a experiência rítmica que existe no movimento, e às vezes utilizo, no início, um processo primitivo; golpes de tempos fortes e fracos dados no corpo, percussão no chão e no espaço, utilizando os pés e as mãos, e vibrações produzidas pela boca. As palavras têm ritmo. Já que não podemos utilizar o ouvido, as palavras de nossos nomes podem ser dançadas.

A imaginação vai despertando os estímulos que se produzem através de nosso próprio ritmo.

Eu formo parte do todo, não estou ensinando nada. Estimulo para dar segurança com o corpo, com o olhar. Vivo num mesmo plano de igualdade. Trato de que me sintam, e, lentamente, os temores que no início nos fechavam o corpo vão se dissipando e adquirimos segurança. A aprendizagem não é rápida. Não apenas pela falta da audição, mas porque deve ser cumprido um processo de compreensão que, para cada um, tem um tempo diferente. Respeito esse processo e trato de compreender. Mas sempre vou reconhecendo as mudanças do grupo e os diferentes tempos necessários para vencer as dificuldades.

Não apresso. Trato de que os elementos que se vinculam com o corpo sejam de formas simples, de tal maneira que a criança surda de três anos possa reconhecê-los. Começo desenhando círculos no ar, faço sentir a forma redonda; localizo o "Oh" redondo e vou tratando de que todo o corpo, através do grupo, vá encontrando as formas redondas. Primeiro no corpo: nariz, boca, olhos, seios, pulsos, pontas dos dedos, umbigo, traseiro, joelhos, tornozelos... tudo o que é redondo no corpo, usando o "Oh" sempre como um elemento que se reconhece antes corporalmente e que depois podemos desenhar no ar.

Isso produz sons tanto para os que ouvem como para os que não ouvem. Com o "Oh" começam a desenhar círculos com os braços, mãos, pernas e pés, com todo o corpo; primeiro no chão e depois no espaço.

Não foi a música que, através dos que ouvem, fez com que o grupo se movesse, mas, sim, a forma circular do som vocal que, agora sim, todo o corpo faz em forma individual e criativa.

O "Oh" é um círculo que pode ser soprado para transformar-se numa bexiga, formada por muitos "Oh", que se afasta com o vento produzido pela própria boca. E nós atrás dela, tratando de alcançá-la. A bexiga sempre mais para cima e de repente um pássaro a fura e todo o grupo se transforma lentamente numa bexiga murcha que cai no chão. Embora os ritmos individuais sejam diferentes, as primeiras frases corporais musicais foram iniciadas para todos sem música; cada uma dessas crianças, de três a cinco anos, pondo em jogo sua imaginação, mostra sua individualidade através de suas próprias improvisações.

Como resposta se vê a compreensão que conseguiram com esses estímulos.

Criam compreendendo o que realizam e vão reproduzindo frases claras e originais que lhes pertencem.

O deficiente auditivo percebe com rapidez porque está sedento de linguagem corporal e, com intensidade e alegria, improvisa com seu ritmo não-audível.

A forma que relatei de como iniciar o trabalho com esses grupos não é a única: existem outras maneiras de canalizar respostas através do ritmo interno. Podemos usar a respiração, sentindo-a de maneiras diversas. Deitados no chão, relaxados, com ritmos lentos unidos à respiração, podemos produzir no corpo outro tipo de ressonância: usando as vogais, fazendo sair o som do peito, movendo-nos com elas.

As crianças, ao reconhecer em seu corpo a respiração, vão movendo-se com seu próprio ritmo, sentindo-o, às vezes correndo ou parando.

Mas, seja o que for que se faça, devemos ser muito claros na expressão e na síntese do movimento, uma vez que a criança ou o adolescente surdo conhece muito pouco da linguagem abstrata. Devemos ser muito claros quando damos um exemplo.

Nossa forma de vida nos faz esquecer a comunicação que existe entre o silêncio e o corpo. E é dessa forma que, reconhecendo as possibilidades expressivas do silêncio, podemos, inclusive, reconhecer e ir ao encontro de nosso próprio equilíbrio, desenvolvendo-o também nos outros.

Quando o corpo se move e se expressa está nos dizendo "a verdade", porque *o corpo não pode mentir*. Essa linguagem não-verbal é de uma riqueza enorme e denota os estados interiores, ou seja, nosso mundo interno; e o faz com tal expressividade que se o analista, o psicólogo ou o psiquiatra pudessem reconhecê-lo, conheceriam mais seus pacientes assim do que através da palavra.

A dançaterapia pode dar-lhes esse apoio, já que através da palavra podemos esconder e mentir, mas nosso corpo, unido ao movimento, não pode enganar nem mentir.

Quando estou com adultos, crianças ou adolescentes, e reconheço em seus corpos seus problemas, estão me dizendo sem palavras: "Não posso fazer isso", "Estou muito gorda", "Com a minha idade...", "Se eu pudesse...", "Como estou dura".

Essas palavras estão encerradas dentro de seus corpos e é aí que eu vou.

Como poder abrir um canal de comunicação que faça com que se aceitem e depois começar a reconhecer que se pode começar a construir dentro dos próprios limites?

A música é um grande estímulo para os que ouvem.

Que tipo de música uso? A música de grande qualidade de todas as épocas, o folclore puro dos países do mundo, as percussões sonoras, a palavra e o silêncio.

Todos e cada um desses estímulos podem chegar a ser uma contribuição valiosa durante as aulas. E lentamente, através dos estímulos, vai-se produzindo um clima dinâmico, alegre, onde cada um começa a reconhecer, a aceitar, e começa a reconhecer o valor do grupo.

Vejo as mudanças produzidas em cada caso, que vão se manifestando pouco a pouco em todo o corpo até chegar ao rosto. E advirto a transformação que faz desaparecer os medos, o estado depressivo e a frase "não posso". Cada um em seu próprio tempo e em seu próprio ritmo, que eu respeito.

É evidente que isso não se consegue numa só aula, mas ao longo de meses e anos. E posso assegurar que essa transformação positiva chega para todo o grupo.

Quando isso se dá, começa o contato através do outro e chega o momento em que posso reconhecer meu corpo e me expresso; em que posso aproximar-me do outro; em que, com meu companheiro, podemos sentir-nos com nosso silêncio, com nosso próprio ritmo ou com a música; em que sinto que embora sendo surda, embora tenha problemas, *não estou sozinha*.

Em meu trabalho, *não realizo interpretação alguma*. Sou uma artista que, através da criatividade, dentro de suas possibilidades, foi encontrando essa linguagem que pertence a todos.

Dançando de dentro para fora e reconhecendo-nos através de nossos corpos, sentimo-nos melhor. Primeiro nos aceitamos e depois aos outros.

A dançaterapia é um caminho aberto a uma integração total, já que o corpo assim estimulado faz aparecer áreas adormecidas que nos transformam; ao expressá-las, representamos nosso mundo oculto e nos sentimos melhor.

A dançaterapia é uma contribuição das técnicas paramédicas, muito necessária ao "nosso mundo civilizado".

Trabalho sempre com formas contrastantes porque creio que os contrastes nos permitem reconhecer com mais rapidez a possibilidade de expressar-nos. E também nossos limites, que podemos explorar e superar pouco a pouco, ajudando-nos com movimentos.

Mas vejamos qual é o sentido com que utilizo aqui a palavra "limites".

Primeiramente devo esclarecer que trabalho com grupos heterogêneos.

O que é que chamo de grupos heterogêneos em dançaterapia?

Nesse caso, grupos de adolescentes ou adultos, nos quais existe gente com diferentes tipos de neuroses, com estados depressivos, abulia e desinteresse pelo próprio corpo; às vezes, inclusive, mongólicos; pessoas que ouvem e pessoas que não ouvem.

Suponhamos que nenhum deles tem conhecimento corporal. Vêm à procura da dança, ou seja, vêm em busca de seu próprio corpo, de um corpo que os expresse e que os faça sentir-se melhor. Muitas vezes não sabem bem o que querem.

Encontramo-nos frente a frente. Em princípio sinto seus olhos que percorrem meu corpo, mas ainda não experimentam nada.

Sento-me no chão e peço ao grupo que faça o mesmo. Ponho uma música lenta que ajude a criar o clima. E muito lentamente uso a palavra "limite".

Trabalho sobre o chão como se quisesse penetrá-lo. Alguns começam a compreender, mas todos iniciam seus movimentos espontaneamente, de maneiras diferentes, contra o solo, como se quisessem atravessá-lo. Utilizo toda a minha força para ser compreendida.

Não procuro que me copiem, mas que, através do meu corpo, compreendam o movimento e o façam.

Percebo suas dificuldades enquanto o realizam e também vejo que todo o grupo vai cobrando mais força na medida em que começa a usar a palavra "limite" unida ao movimento.

O limite é o chão, e a parede do estúdio que nos circunda, e o limite de cada um de nossos corpos. Começo a ver como se desenvolvem e a expressão e as mudanças que vão acontecendo em todos, mesmo nos que não ouvem.

Uma vez que esse trabalho foi cumprido durante um determinado tempo, divido o grupo em duas partes. Uma parte, sentada, observa, é testemunha e não critica. Observa o que depois vai realizar por si mesma, e isso os ajuda a compreender melhor.

O sentido grupal vai sendo adquirido desde o instante em que se encontram.

É um sentido que dou sempre com minhas palavras. Primeiro busco meu encontro com o que quero expressar, depois com o grupo: eu sou parte dele.

Reconhecendo a palavra limite vamos compreendendo que esse limite também pode ser interno ou externo, e que os dois convivem em nosso corpo e podem ser transformados.

Vivemos com ele e lentamente devemos encontrar nosso equilíbrio.

O equilíbrio se realiza levando o peso do corpo de um lado a outro; também é um equilíbrio interno.

Podemos tratar de traduzir, com a palavra que se faz corpo, nossos medos, nossas alegrias, expressando-nos com eles.

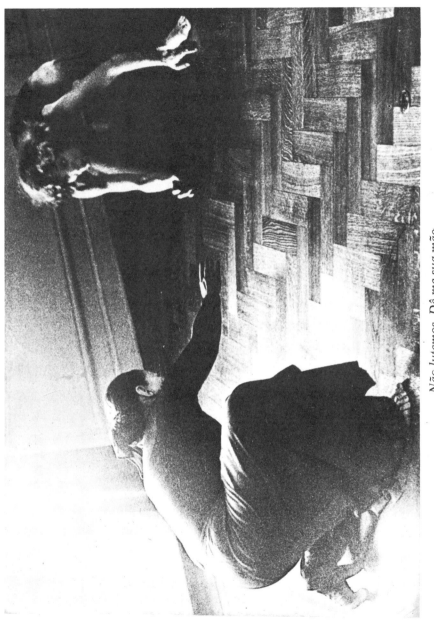

Não lutemos. Dê-me sua mão.

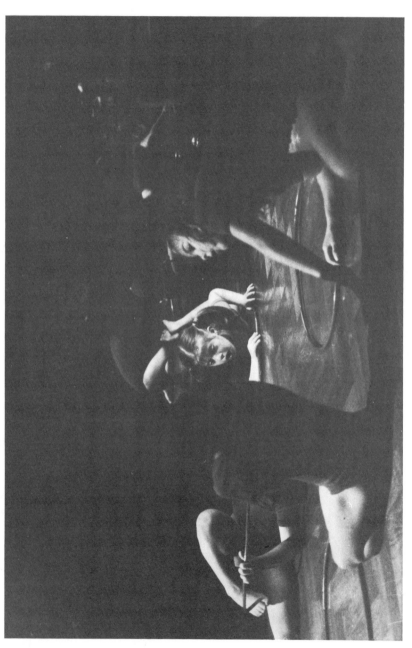

Sou diferente, mas posso dançar.

IV. A IMPORTÂNCIA DA LINHA E DA COR PARA O DEFICIENTE AUDITIVO

A cor e a linha são elementos muito gratificantes que podem ajudar aqueles que não ouvem a conseguir uma experiência totalizadora e integradora com o corpo. A cor e a linha vão substituir os estímulos audíveis. A forma e a cor podem proporcionar elementos para uma expressão diferente.

Primeiro vou em busca da linha. A linha pode ser um elemento de continuidade ou mesmo de ritmos diversos. Suas diferentes formas: círculos, triângulos, ascendentes, descendentes e todas aquelas que a imaginação possa representar de modo abstrato, são projetadas em diapositivos sobre uma parede branca. Começo lentamente a vivê-la. A linha me fala, a linha me dá ritmos.

Eu posso ler com o corpo a linha que dança comigo.

É maravilhoso ver como os deficientes auditivos utilizam a projeção da linha em seu corpo com uma alegria e prazer extraordinários.

Para eles a linha é como a música para nós.

Quanto maior a diversidade e riqueza das projeções de linhas, maior será a repercussão e maiores serão as nossas possibilidades de tomar contato com os grupos.

Seus membros buscam analogias, unem-se entre si e vão se organizando em grupos expressivos de dois, de três, de cinco. E é maravilhoso notar com que rapidez mudam a expressão de suas formas. A linha tem a força da música, uma vez que nos dá ritmos e estimula nossa imaginação no movimento.

E agora a cor. A cor que nos transforma. O impacto de projetar diapositivos na parede, principalmente nas cores primárias: azuis, vermelhos, amarelos, e começar a usar as imagens unidas às palavras que transformam nossos corpos.

Por exemplo, quando nosso diapositivo é azul, "mar azul" é a palavra, ou "céu azul". Os braços se agitam em movimentos ondulantes que não cessam e tomam a cor, banham-se na cor ou ficam suspensos nela.

A cor azul será sempre um movimento ondulante que os faz viver de forma pessoal essa cor que os transforma, com uma rítmica que cresce e decresce, unida à respiração, onde o impacto da cor azul vai desenvolvendo uma linguagem corporal que os enriquece.

A cor azul transformou-se.

E assim sucessivamente com cada cor, com suas combinações e com os impactos de formas e cores, cada diapositivo, pelo jogo dos contrastes, induz a explorações individuais e grupais, à criação de formas originais.

As pessoas com problemas e os deficientes auditivos sentem-se mais livres quando se movem na penumbra porque ninguém vê seus rostos, porque não se sentem observados.

Sentem-se mais livres e dinâmicos, e a busca interna de seus movimentos faz com que a cor e a linha projetadas assim sobre seus corpos, banhando todas as suas áreas adormecidas, permita-lhes expressar sem temor e sem palavras aquilo que realmente vão adquirindo e como são por dentro.

Essas experiências estimulantes fazem com que sintam-se anônimos porque não são vistos, nem ninguém sabe quem são. Sentem a presença do outro, de alguém do grupo que está sentindo a mesma coisa, que também não ouve, que tem problemas, mas que já *não está mais sozinho*.

A cor e a linha serviram de ponte.

O deficiente auditivo ou a pessoa com dificuldades na linguagem corporal sente o estímulo da cor e da linha, como é diferente estar banhado por elas.

Passa a se enxergar diferente, sente-se diferente, vê-se mais livre. Assemelha-se àquele que ouve e ao seu mundo, que com a música se transforma; assim, com a cor e a linha, acha novas possibilidades de expressão.

Aquele que ouve também percebe como é diferente trabalhar com a linha e a cor.

Com o amarelo podemos introduzir sensações de calor; e o corpo, unido às palavras "sol", "calor", realiza movimentos lentos que dão aos corpos as mais diversas formas.

Agora, outra projeção. Todas as cores reunidas numa só visão: violeta, verde, alaranjada, vermelha, azul e amarela.

Agora tratamos de que nossas mãos se banhem na cor. Unimos todo o grupo. Alguns deitados, alguns de joelhos, outros em pé, buscam a projeção da cor em suas mãos.

As mãos sem som tomam a cor. Banhadas pela cor desenham no ar. E agora os pés, os pés descalços. Todos no chão com os pés iluminados pela luz do projetor, com todas as cores que dançam sobre nossos pés e mãos. Depois banhamos todo o nosso corpo com a cor. O movimento é integrativo. Somos como nos sentimos com a cor que dança em nós.

Ninguém pode dizer agora, vendo os grupos moverem-se dessa maneira, se são crianças, adolescentes ou adultos, com problemas ou sem eles. Ao vê-los não notamos nenhuma diferença.

Sente-se a totalidade. O corpo absorveu uma mensagem de comunicação expressiva, na qual a palavra dança-terapia, unida à linha e à cor, serviu de ponte de comunicação.

Com essa experiência os grupos vão adquirindo maior liberdade e soltura, segurança, confiança e a alegria de desenvolver os estímulos de forma coletiva.

Os deficientes auditivos sentem que podem produzir outros encontros com o corpo e adquirem maior domínio da linguagem corporal.

As formas que os grupos adotam quando são usadas as projeções de linha e cor são muito diferentes daquelas em que não se as utilizam.

A projeção é de uma grande força.

As pessoas que têm terror de mostrar-se, abandonam-se porque a penumbra do ambiente lhes faz perder o medo, ajudando-as a se expressarem.

É importante averiguar que cor, que forma agradou-lhes mais, pois as escolhas variam de acordo com as diferenças de personalidades e também de problemas.

Vou repetir o que já disse mais de uma vez: *não realizo interpretações.*

Creio, isso sim, que essa linguagem da cor e da linha, essas formas não-verbais, podem proporcionar ao psiquiatra ou ao psicólogo uma melhor compreensão de seus pacientes.

Penso que isso poderia ser uma contribuição à criatividade interna que têm inclusive os indivíduos com problemas.

Creio firmemente nas vantagens de um trabalho interdisciplinar que permitiria a realização de um estudo mais profundo e interpretativo da enorme solidão que os indivíduos sentem com seu corpo quando o deixam de lado.

V. EXPERIÊNCIA NUMA ESCOLA PARA DEFICIENTES AUDITIVOS

Outra de minhas buscas teve lugar numa escola dedicada à educação de crianças surdas.

Ocorreu há uns vinte anos.

Eu me reunia com elas uma vez por semana, durante uma hora. As crianças, de ambos os sexos, tinham entre sete e dezessete anos. Estavam todas juntas.

Foi a primeira vez que me encontrei diante de um grupo formado exclusivamente por crianças surdas. Dependia de mim mesma para encontrar o modo de estimulá-las, pois não contava com a contribuição de pessoas que ouvissem.

Nessa época ainda não havia começado a trabalhar com a cor e a linha.

Queria converter-me em surda. Queria conhecer esse mundo. Punha algodão nos ouvidos e tratava de imaginar como seria meu mundo se fosse incapaz de perceber sons.

Sempre sustentei que nós, que ouvimos, temos memória auditiva, que recordamos, mesmo sem escutar, o som da voz de nossa mãe ou o som do pranto de nossos filhos. Não era possível ser surda. Estou cheia de memória e eles, os que não ouvem, esperavam-me, a cada semana, olhando-me sem compreender por que e para quê.

Eu dançava. Dei meus primeiros passos na utilização de desenhos.

Cada forma que eu trabalhava no ar com meu corpo, eu a reproduzia no papel em seguida. Eram movimentos fortes, suaves, pesados, leves, percussivos, com os pés,

31

com as mãos, golpeando no corpo; movimentos ascendentes, descendentes, suspensivos, círculos, triângulos etc.

Tratava de que esses movimentos, que uniam o grupo, dessem um sentido a nosso encontro.

Procurava também ser expressiva para que esses elementos lineares tivessem vida própria e fossem sendo comunicados ao grupo através de ritmos. Até que atingi meu próprio limite. Já não tinha nada mais para dar e me parecia estar diante de uma parede. O grupo já se expressava, numa dimensão muito limitada. Mas eu queria introduzir em cada aula um elemento novo, interrogante. Então pensei na palavra "vibração".

Supus que a palavra "vibração" produziria ressonâncias. Mas não despertou nenhuma no grupo quando a escrevi no quadro-negro.

Essa palavra só apareceu com seu próprio valor quando, cerrando os dentes, comecei a produzir um ronronar monótono e constante. Um "rrrrrrrr" persistente, não--audível para eles, mas que podia ser percebido na língua e nos dentes.

O sentido de vibração começou a ganhá-los e eu o prolonguei às pernas, até que todos, com o "rrrrrrr", começamos a nos mover, sacudindo todo o corpo pelo espaço, agitando fortemente as mãos, possuídos por uma sensação que movimentava todo o corpo.

Ficamos esgotados, pois a descarga foi muito forte. Então escrevi a pergunta: "Onde sentiram a vibração?" E todos me responderam tocando o plexo, e não a boca, como teriam feito pessoas que ouvissem.

Ao ser mobilizado assim, por meio de uma vibração iniciada na boca, o grupo de deficientes auditivos se enriqueceu com um elemento que permitia que se expressassem de maneira diferente e que os ajudava a descarregar seus temores.

A partir daquele momento comecei a utilizar sons do próprio corpo que geram ritmos para sensibilizar e desenvolver a possibilidade expressiva do corpo, buscando reações diferentes para dar-lhes outros canais de comunicação.

Os sons e as palavras mudam a expressão do corpo e do rosto.

Vão levando lentamente o deficiente auditivo ao encontro real de sua expressão.

Essa forma de ir ao encontro dos surdos proporciona-lhes segurança e confiança, tão necessárias, uma vez que desconfiam de seu corpo.

Permite-lhes expressar seu mundo interior, mas, principalmente, sentir alegria no que fazem e a possibilidade de integrar-se com os outros. Os surdos vivem numa sociedade de pessoas que ouvem.

Crescem e suas frustrações e complexos impedem que se comuniquem com os que ouvem.

A dançaterapia lhes demonstra que a linguagem do corpo pode ser uma contribuição integradora, e permite que cheguem a um intercâmbio expressivo, no qual o movimento, assim conseguido, serve a uma tarefa comum.

A insegurança que produz no deficiente auditivo o fato de não poder escutar nem ser influenciado pelos estímulos sonoros faz com que, quando se lhe abre um canal de possibilidades infinitas, rico em imagens, que pode ir reconhecendo lentamente com o corpo, experimente uma grande alegria.

Um dos meus sonhos é integrar a dançaterapia na educação de crianças surdas e hipoacústicas para dar-lhes a possibilidade de um mundo mais feliz, no qual possam expressar-se.

Creio que em um futuro não muito distante a dança será uma matéria a mais entre as que se ensinam nos estabelecimentos para crianças surdas.

O mais importante nisso tudo é não isolar a criança ou adolescente surdo do grupo dos que ouvem, pois o encontro com a vida que o rodeia (ou seja, o mundo dos que ouvem) é muito necessário para vitalizar seu ego, para dar-lhe a segurança de que, embora não escute a música, pode absorver por outros canais a comunicação com seu corpo e expressar sem temor aquilo que vai compreendendo ao mover-se; assim também vamos proporcionando-lhe a certeza de que não é diferente daquele que pode ouvir.

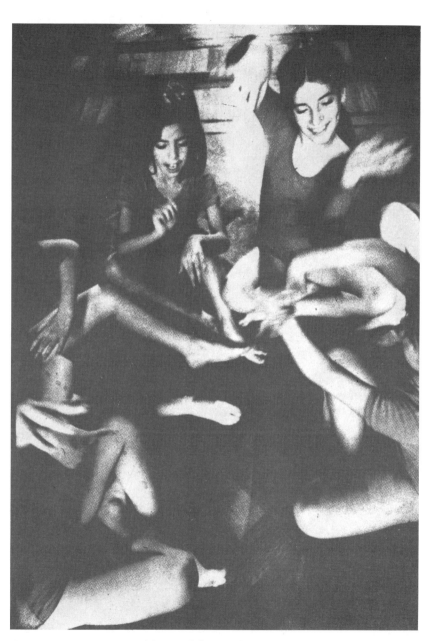

A música está dentro de meu corpo.

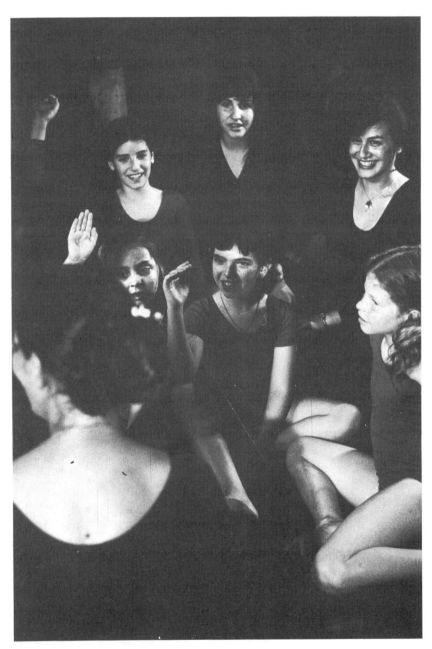

Todos temos problemas. Mas, nosso corpo sorri.

VI. UMA DEFICIENTE AUDITIVA DÁ AULAS EM MEU ESTÚDIO

Certa vez, quando tive de viajar ao exterior para realizar espetáculos, propus à Mónica (que era minha aluna desde os catorze anos e que nesse momento tinha vinte e dois) que, durante minha ausência, desse aula a um grupo de pessoas sem problemas de audição.

Apesar de ser surda, Mónica tinha chegado a dominar suficientes elementos expressivos e técnicos e, sobretudo, eu queria que ocupasse meu lugar, que enfrentasse com um grupo de sua idade no qual havia tantas pessoas que ouviam. Queria fazê-la compreender que podia transmitir a outros, com seu corpo, os conhecimentos que havia adquirido comigo. Talvez a experiência fosse realmente positiva.

Devia arriscar.

Antes de viajar, analisei com ela o material musical que iria empregar.

Deixei-lhe um disco com ritmos africanos e, através do meu corpo, fiz com que reconhecesse os diferentes ritmos que ela não podia escutar, mas sim perceber pela minha forma de expressão; e ao mesmo tempo ela também o fazia.

Dividi os discos também de acordo com as faixas, para que ela soubesse, vendo onde estava o braço do toca--discos, que tipo de movimentos devia realizar: fortes, fracos, em forma linear, tomando as diferentes possibilidades sobre círculos, para dentro e para fora, mas sempre observando a posição do braço. Era necessário que se sentisse segura do que estava fazendo e que os que podiam ouvir recebessem bem os estímulos sonoros e corporais.

Enquanto não comprovei nela essa segurança, não fiquei tranqüila. Sua segurança me deu a tranqüilidade para partir.

Era a primeira vez que deixava um grupo aos cuidados de uma aluna surda, que ia ocupar meu lugar e transmitir suas experiências rítmico-criadoras a um grupo de pessoas sem problemas auditivos.

Quando voltei da viagem soube, através de uma carta, que minha iniciativa alcançara um bom êxito, não apenas para ela, mas também para o grupo.

Pouco depois ela me contou minuciosamente, por escrito, a aula realizada e fez uma severa autocrítica de seu desempenho.

Dizia Mónica: "As correções que realizo com meu corpo podem prosseguir." Dizer isso de si mesma, uma deficiente auditiva que assumiu a responsabilidade de ensinar a um grupo de vinte pessoas sem problemas de audição, não é pouca modéstia. Era sua primeira aula e poderia ter dito: "Como estou feliz!". Entretanto, falou das correções que devia ter feito e que não foi capaz, do que não pôde conseguir nas aulas.

A entrega de Mónica, surda, é um trabalho expressivo com seu corpo que a ajuda a comunicar-se com os outros e dá resposta a esse tipo de experiência e vai aproximando-a lentamente das coisas essenciais de sua própria personalidade.

Durante anos, depois dessa experiência, deixei que desse aulas periodicamente para que se sentisse segura nessa nova etapa docente e pudesse afirmar-se.

Depois de alguns anos, Mónica tornou a escrever sobre essa experiência.

Comentava em sua carta, pensando já em seu "passado", em suas primeiras aulas: "Ainda me sobra algo de confusão, de emoção e perturbação, enfim, milhares de coisas que você compreenderá. Agora, trabalhando com música de Vivaldi, *que conheci através do seu corpo*, sinto

38

um profundo sentido das formas; muitas frases que não conheci pelo ouvido mas, sim, por seu corpo, posso agora expressá-las movendo-me. Creio que devemos realizar também *danças sem música.*"

É importante destacar que Mónica, que não pode ouvir, fala de danças sem música, embora ela sempre dance sem música. O que ela desenvolve é o ritmo e as cadências que vêm de dentro.

Continua Mónica: "Sentir qualquer movimento de dentro para fora, isto é, pensá-lo, vivendo-o, faz com que eu me sinta melancólica, diabólica, entregue a meus fantasmas e desejos. É assim que sinto quando danço."

Sim, essa carta tem um enorme interesse porque reflete o mundo silencioso de uma jovem surda, que canaliza através de seu corpo sua linguagem não-verbal que a expressa.

Com a experiência de Mónica e outras que virão, começa a armar-se na minha vida um exemplo de capacitação para o trabalho, uma vez que, como demonstra seu exemplo, pode-se afirmar que o ensino da dança é uma possibilidade ao alcance daqueles que carecem da faculdade de ouvir.

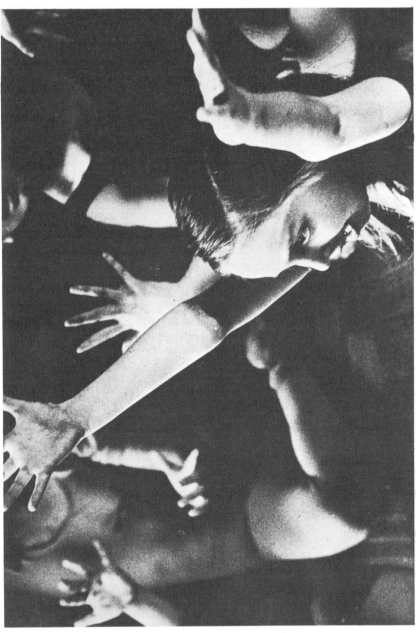

Abrir meu corpo que dança

VII. A MÚSICA COMO ELEMENTO MOBILIZADOR PARA A EXPRESSÃO DO CORPO

Sustento que não é possível compreender a música sem a experiência de mover o corpo. Em minhas aulas de dança adquire-se a música através do corpo e com o corpo. A apreciação musical nunca deve ser estática. O que é que acontece, então, nos concertos?

É evidente que, se déssemos liberdade a nossos corpos, nos movimentaríamos; mas nossos tabus culturais, nossos preconceitos impedem-nos de mover-nos quando escutamos música, apesar de sentirmos que nossos corpos querem fazê-lo.

O corpo é estimulado pela música e produz imagens que se comunicam entre si. De que índole é essa movimentação que se produz com a música, ou a que elementos responde?

Respondem à totalidade. Ou seja, a música é uma estrutura que se dá em forma global. O movimento liberado pode refletir a complexidade musical. É por isso que para abrangê-la em toda a sua extensão costumo desenvolver minhas aulas da seguinte maneira:

Dou a possibilidade de que se possa ter com o corpo a experiência total da forma musical.

Depois desse reconhecimento introduzo, caso existam, ritmo e melodia, e trabalho com as frases musicais, fazendo com que o corpo participe por partes. Às vezes a cabeça, às vezes os ombros, as mãos, os quadris, as pernas, os pés, de maneira que todo o corpo vá reconhecendo as frases musicais. Uma vez integrado o trabalho assim corporalmente, introduz-se a improvisação individual e grupal. Sempre pensando num enfoque global da música.

Esse encontro com a música faz-se com o corpo, para dar lugar aos contrastes, que devem ser realizados de maneira diferente de acordo com a partitura com que se trabalha. A idéia é ir do particular ao geral. Do particular ao mais particular e voltar ao geral.

Esse conhecimento, assim adquirido musicalmente pelo corpo, leva a uma união muito integrativa, e o movimento se realiza, podemos dizer, de acordo com cada grupo, que pode ser mais ou menos musical; mas posso assegurar que o movimento foi compreendido musicalmente.

O trabalho expressivo corporal assim unido à música é vivido numa totalidade criadora, como pude comprovar em diferentes idades: crianças, adolescentes e adultos; em todos pude ver que a música se transforma em corpo e que o corpo é a música.

Não se deve trabalhar separadamente a melodia do ritmo e sempre deve ter-se um sentido global da música, com pequenas frases que possam ser compreendidas mesmo pelas crianças pequenas.

Na medida em que se vai conhecendo a música, ela vai se aprofundando e é como o sangue que nutre nosso corpo e se une a ele numa maravilhosa simbiose. Tive diversas experiências que demonstram a verdade dessas afirmações, o valor terapêutico da música e as evidentes mudanças que produz nos grupos de pessoas sem problemas de audição.

Quero relatar aqui a experiência realizada com um grupo de instrumentistas no Instituto Superior de Música da cidade de Rosário, província de Santa Fé.

Todos os alunos, homens em sua maioria, eram instrumentistas experientes, com diferentes especializações, mas com um desconhecimento total do movimento corporal.

Dei um curso de cinco dias. Estimulei-os a que se movessem. Alguns o fizeram. Era um grupo de oitenta pessoas. Eu não estava satisfeita com os resultados, especialmente no caso dos homens, que se negavam a tirar paletós, sapatos e gravatas. Negavam-se a reconhecer seu corpo.

Tratei de averiguar se a experiência que estávamos realizando tinha sido compreendida, mesmo por aqueles que não participavam ativamente. Na última aula coloquei música do litoral, música que eles conheciam bem, e pedi que tirassem os sapatos.

A resposta foi unânime. Aqueles músicos, que tinham usado apenas os braços para se comunicarem comigo, deixaram de lado seus preconceitos, tiraram paletós, sapatos e meias e começaram, com a doce cadência litorânea de um *chamamé,** a mudar suas expressões. Em seus corpos pude comprovar uma vez mais que se ante o estímulo musical muitas vezes permanecemos sentados é porque não encontramos o canal para o corpo e sua comunicação. Esses músicos, familiarizados tanto com a música clássica como a contemporânea, não podiam mover-se com um tipo de estrutura que conheciam através de seus instrumentos, mas o conseguiram quando a simples música litorânea, que formava parte de seu mundo cotidiano, pôde canalizar a possibilidade de unir-se com ela e com seus corpos.

O que não ouve

Os surdos, os que não ouvem, o que é que realmente absorvem da música?

Absorvem uma possibilidade rítmica e a cadência da estrutura, que podem vivenciar corporalmente.

Quando dou aula a um grupo que inclui crianças surdas, trato de penetrar na corporificação e compreensão da forma musical, que não é sonora para quem não ouve. Mostro com meu corpo como sinto a forma musical. Sirvo de aparelho receptor e, através do meu corpo, posso mostrar as formas.

---

* *Chamamé*: gênero folclórico argentino. (N. T.)

Se a música tem formas ondulantes, ou formas em suspensão, ou temas que ascendem e descendem, ou é forte ou fraca, através dessa linguagem das formas que vou dando com o meu corpo, no espaço, posso aclarar as frases tanto para quem ouve como para quem não ouve, já que estão integrados num todo. Dessa maneira posso ser um receptáculo claro daquilo que se vai expressando comigo, através de mim, com a música e para o grupo.

Cada um deles absorve minha experiência e a faz própria.

Muitas vezes, na improvisação, surpreendi-me, e o grupo também, ao ver como um deficiente auditivo pode capturá-la e expressar-se com uma experiência enriquecedora, evidenciando sua compreensão do movimento daquela linguagem que não escuta: a música.

Lembro-me agora do que um grande pedagogo musical, Willems, disse quando veio ao meu estúdio para assistir uma aula na qual participavam jovens surdas.

Nesse momento estávamos estudando e dançando "Microcosmos", de Bela Bartok. Ao terminar, depois de uma hora de dança, pedi a Willems que identificasse as deficientes auditivas.

Não pôde fazê-lo. Apenas me indicou uma jovem do grupo que havia realizado o trabalho com uma grande compreensão da música de Bartok e que o havia impressionado. Essa aluna era a Mónica, a jovem surda de quem relatei o trabalho em meu estúdio.

O professor pensou que Mónica ouvia.

Como posso explicar isso? Muitas coisas escapam à minha compreensão. Eu sei que, no início, produz-se um contágio coletivo do movimento no deficiente auditivo e no grupo. O interesse vai sendo despertado pelas imagens visuais que realizo e vai se transformando com elas.

Depois desse reconhecimento surgem a autonomia e a segurança da compreensão. Os que ouvem escutam as frases musicais; os que não ouvem afirmam-se através da cadência e do ritmo, que não são audíveis, mas, sim, perceptíveis.

Talvez seja uma explicação. Willems me disse que a Mónica, a jovem surda, tinha-o impressionado, e suas palavras foram: "Ela tem mais música por dentro e a traduz melhor com seu corpo do que as outras que escutam."

Uma importante pedagoga musical, Violeta Gainza, mostrou-se muito surpresa depois de um curso de dançaterapia que fez comigo. Disse-me então: "A música unida a meu corpo me mostra aspectos escondidos, que o ouvido e a inteligência não podem reconhecer, mesmo que eu possa ler uma partitura."

Eu creio que se deve entrar na música como se a comêssemos.

A música é uma coisa viva e não fica no receptáculo auditivo apenas, mas penetra em todo o corpo. Podemos escutá-la com o calcanhar, com o ventre, com uma mão, participar com todo o corpo.

A música busca a totalidade do corpo para expressar-se.

E isso não é difícil, embora o pareça. É preciso viver dessa maneira. Vivamos com a música unida ao movimento.

A música, ao transformar-se, não apenas penetra pelo ouvido; a vinculação se estabelece com todo o corpo: o ouvido serve de ponte, mas também a pele "escuta" a música e pode canalizá-la. Quando é absorvida assim, produz o movimento musical, ou seja, transforma-se em corpo-movimento, e o corpo-movimento é música.

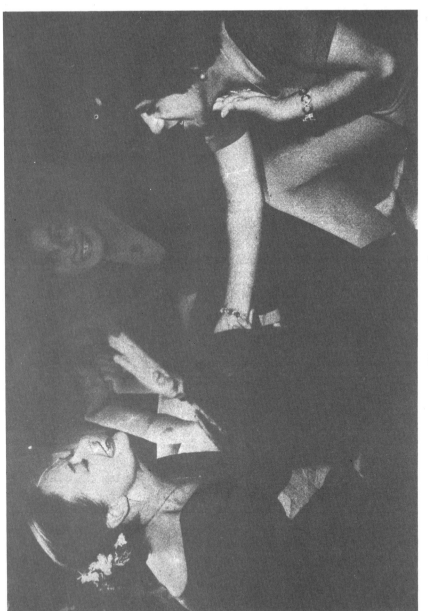

"Suave, suave"

VIII. O QUE É O RITMO INTERNO

O ritmo está em tudo. Está em nossa respiração, em nossa circulação, em nosso nome, na maneira em que nos movemos, falamos, dormimos, amamos, comemos. Cada movimento executado no espaço tem a ver com nosso ritmo. Cada um de nós tem uma maneira diferente de mover-se com esse ritmo no aspecto pessoal, coletivo, mas sempre criativamente.

Eu utilizo a experiência que me dá minha própria vida para reconhecer meus ritmos e minha relação com os outros.

Para ir ao encontro dos grupos, vou direcionando esse conhecimento, tratando de dar um equilíbrio psíquico.

Quando entro numa aula, olho o grupo, observo a forma como estão sentados ou como conversam diante de mim. Eles vão me indicando que tipo de música ou de ritmo devo introduzir para iniciar, de forma equilibrada, o caminho à expressão e comunicação.

Se vejo que o grupo está agitado, trato de introduzir uma música tranqüila, sedativa, que aparigüe e vá desacelerando até encontrar um nível rítmico estável para a compreensão do que eu me proponho a realizar. E faço exatamente o contrário quando encontro um grupo de um baixo tônus, com desinteresse corporal. Então eu o tonifico com ritmos contrastantes que ajudem a elevar o nível. Isso de maneira geral. É muito importante compreender e sentir o ritmo que cada grupo necessita, mas primeiro temos que ter muito bem reconhecido nosso ritmo pessoal. Foi possível para mim compreender o reconhecimento do meu próprio ritmo através do encontro e da experiência que tenho com os surdos.

Eles, quando dançam ou se movem nas improvisações, contam muitas vezes unicamente com seu próprio ritmo, que só podem exteriorizar por meio do corpo. Muitas vezes reconheço seu estado anímico através de seus movimentos. E, partindo de ritmos constantes que introduzo, posso ajudá-los a superar seus estados de incomunicação.

Foram eles que me ensinaram, ao longo da minha vida, com seus ritmos não-sonoros, mas corporais e expressivos, como posso tratar de entendê-los e de capturar essa linguagem não-verbal; e, apesar de não fazer interpretações, sinto que estão marcando para mim um caminho de encontros e desencontros.

Podem ser utilizados de forma alternada ritmos fortes e fracos, fazendo notar a diferença, principalmente para os deficientes auditivos. Esse tipo de diferenciação encontra-se em nossa própria vida.

Mesmo as palavras, que para os surdos não têm som, podem ser, por sua forma, fortes ou fracas, e podemos diferenciá-las através do ritmo e do movimento de nosso corpo. Procurando ver, por contraste, as formas diferentes que as palavras possuem, temos a possibilidade de criar e pesquisar os diferentes ritmos.

Podemos interpretar ritmos internos não-audíveis que descobrimos dentro de nós, e ritmos externos que vemos ao nosso redor, em nossa casa — olhando as paredes, as formas dos quadros — e na natureza.

Tudo isso pode ser um caminho de interpretação e conhecimento, especialmente para o psiquiatra, para o psicanalista, para o psicólogo, uma vez que, através da expressão do corpo e dos ritmos produzidos de forma pessoal e grupal, podem compreender como essa linguagem não-verbal mostra um mundo desconhecido e valioso. O corpo, quando se expressa livremente, não pode mentir.

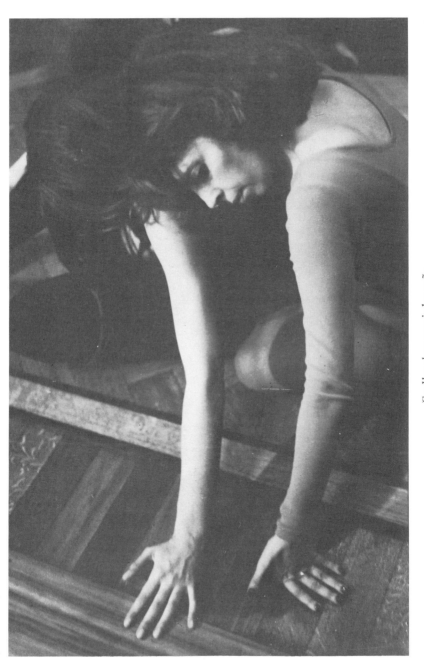

Eu lhe dou a minha mão.

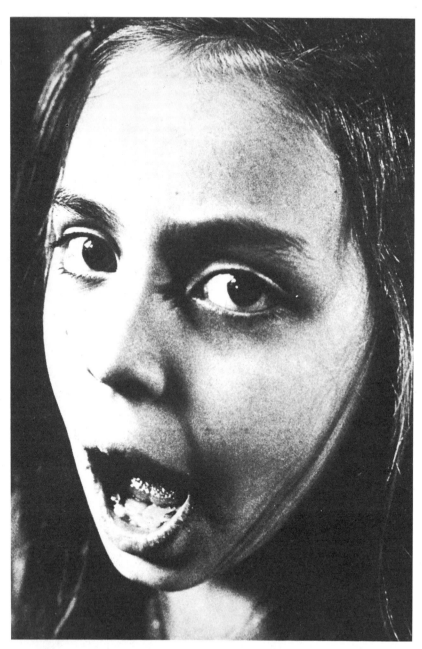

"Com 'ah' posso dançar."

IX. AS PALAVRAS "MÃES"

Eu me contato com diferentes grupos; para tratar de ser uma ponte de comunicação com o corpo, devo utilizar palavras que sejam mobilizadoras e que ajudem a crianças, adolescentes e adultos a comunicar-se com seu corpo. Devem ser palavras muito estimulantes para as diferentes etapas da vida e que possam comunicar-se profundamente com o corpo.

Palavras mobilizadoras poderiam ser: "Sinto que meu corpo cresce de dentro para fora — meu pé está me dizendo algo — minhas mãos desenham no ar — sinto o espaço, que se move comigo — quisera crescer... crescer... — sou forte — sou suave — sou o mar — sou o vento — meu corpo está suspenso — não tenho peso — como sou pesada" e muitas outras que, de forma permanente, vão se desenvolvendo comigo e com os grupos.

Essas palavras se convertem em formas expressivas e penetram em nós sem tempos físicos; não obstante, vão se transformando na medida em que crescemos, mas em compreensão psicofísica, de acordo com nossa sensibilidade, inteligência e idade.

A palavra assim mobilizada cresce conosco e se transforma em algo.

Quando trabalho com surdos que podem ler, escrevo a palavra. Vou dando unidade corpórea, e a palavra que é emitida pela boca vai tendo para o deficiente auditivo um sentido corporalmente diferente daquele reconhecido unicamente na palavra escrita.

É muito diferente dizer "a voz me move", enquanto se está sentado numa cadeira diante da máquina de escrever, do que se mover junto com a própria voz no espaço.

A palavra "mãe", a palavra que tem síntese e pode mobilizar-se, tem para o corpo um valor de comunicação que se transforma em movimento, no qual aquela palavra, emitida ou pensada, converte-se em ritmo e sentido de expressão.

X. A COR NA MOBILIZAÇÃO SENSÍVEL DO CORPO

A cor sempre teve enorme importância em minha vida e em minha atividade artística. Sempre provocou respostas diretas em meu corpo. Sempre me afetou com enorme intensidade e muitas vezes mudou meu estado de ânimo.

Sinto integralmente a função plástica da cor.

Buscando a possibilidade de comunicar-se com os deficientes auditivos descobri a importância dessa linguagem integradora que é a cor.

A cor é uma fonte estimulante de expressão para o corpo.

Também pude comprovar a influência da cor em pessoas que não eram capazes de captar a linguagem musical em seu corpo e que conseguiram possibilidade de expressão através da cor. Pessoas com problemas de neuroses e psicoses, que não aceitavam seu corpo, conseguiram, através da cor, uma boa comunicação.

Numa parede branca do meu estúdio projeto diferentes diapositivos.

Começo com as cores primárias, que ajudam as pessoas com problemas a se sentirem anônimas diante da projeção.

Dessa maneira não se sentem observadas, mas, sim, influenciadas pela cor, que pouco a pouco as induz a superar o isolamento.

Começam a mover-se. É interessante ver como se desenvolve o trabalho.

Eu o realizei com um grupo de psicólogos e psicoterapeutas. Eram trinta pessoas. Nenhuma delas tinha experiência corporal.

Foi interessante notar as mudanças que se produziam nos grupos e o sentido espacial que foram adquirindo seus integrantes na medida em que reconheciam seu corpo unido à projeção das cores. Primeiro, foi um encontro com a linha divisória entre uma cor e outra. A cor vai introduzindo sua diferença, isto é, numa mesma projeção se trabalha, por exemplo, com azul e vermelho. No perímetro colocam-se três pessoas do grupo, duas delas trabalham com o azul sobre o chão, e a outra, colada à projeção em vermelho. Vão se movendo sem outro som senão a respiração. E é interessante ver, quando se torna a projetar o diapositivo, as mudanças corporais adquiridas e acrescentadas com a experiência que vai sendo repetida com a mesma imagem.

Como trabalhamos sem música, cada um tem uma idéia e um ritmo diante da cor e observam-se diferenças individuais nas contribuições diante das cores que se sucedem e que sempre dão lugar a novas respostas.

Vamos perdendo o medo porque não nos sentimos totalmente visíveis, pois a projeção muda a cor e o comportamento expressivo do nosso corpo. Não há história. Os ritmos internos vão se unindo à forma que temos diante das diferentes cores e, em dado momento, digo: "A cor e o ritmo estão no corpo do outro." Com timidez, no início, tocamos o corpo do outro banhado em cor e nos vamos unindo numa forma criativa com o outro, sentindo sua expressão, que também é a nossa, e que ajudou e banhou o nosso corpo. A cor vai transformando-nos até nos fazer sentir que já não estamos sós; não apenas permitiu que nos expressássemos de maneira diferente, mas fez surgir em nosso grupo uma nova linguagem corporal.

Tenho realizado esse trabalho por mais de vinte anos e tem sido sempre muito gratificante, especialmente com pessoas com problemas, que através da cor puderam entrar em contato com seu próprio corpo e encontrar uma nova linguagem rítmica transmitida pela visão da cor na parede.

Amparados pela semi-escuridão, perdemos o medo. O anonimato que faz com que a cor possa entrar individualmente em nosso corpo aumenta a liberdade de expressar-nos.

Quando trabalhamos com a linha, sobre o fundo escuro do diapositivo uma linha branca e definida nos dá diferentes ritmos e torna compreensível a contribuição que o deficiente auditivo pode receber como uma nova linguagem que se corporifica em expressividade através de seu corpo.

Os claro-escuros da imagem podem transformar um diapositivo em formas labirínticas e, depois de realizá-la, todos em conjunto, sobre o labirinto branco e preto, podemos sair da linha.

Quando se acendem as luzes do estúdio, peço a meus alunos que me digam com palavras o que sentiram.

Estas são algumas de suas frases: "Sou uma coruja, estou rodeado de formas circulares — o torvelinho da vida — uma pessoa ajuda à outra — a vida — uma mulher grávida — o mar — o fogo". São todas palavras que têm uma importância enorme caso os psiquiatras possam aceitá-las como elemento e interpretar. As palavras mostram uma linguagem, encerrada no corpo, que aparece depois de ter vivido a cor. Quando a cor se introduz no corpo, produz-se uma transformação ao nosso redor.

Devemos integrá-la e ver a diferença em todo o corpo.

Começamos pelas mãos, ombros, braços, mobilizados nesse caso com a cor azul para tornar mais clara a imagem.

Banhamo-nos na cor azul. Deitamo-nos no chão e nossas pernas se tornam azuis. Todo o nosso corpo vai enchendo-se de azul.

A cor aumenta a possibilidade de expressão, especialmente no caso dos que não ouvem, e essa influência é absorvida por todo o corpo. Não somos os mesmos depois de nossa experiência com a cor.

E agora sentimos que entramos junto com a cor num espaço diferente. Faz com que percamos nossos medos e possamos gozá-la, percebendo que muda nosso ritmo e transforma nosso movimento.

Com esse trabalho realizado com a cor azul, adultos e crianças, diante da interpretação da cor e da imagem, vão adquirindo formas mais livres que desembocam em associações diretas, tais como: "mar azul me move".

Para o deficiente auditivo essa frase é muito mobilizadora.

Se introduzo no trabalho com os deficientes auditivos as palavras "movimento", "cor", "mar azul me move", a palavra é emitida viva, com ritmo e expressão.

Mobilizando os surdos com essa imagem e agora vocalizando-a, podemos dar à linguagem ritmos ondulantes produzidos pela frase "mar azul me move", uma vez que a frase e a cor azul estão associadas e estimuladas pela vocalização, onde a cor azul serviu de ponte para a sonorização da palavra que, assim, para os surdos, reveste-se de uma nova dimensão corporal e lhes permite criar, através dos ritmos ondulantes, seus próprios mundos.

Citarei agora algumas verbalizações de pessoas que realizaram comigo essa experiência. Deixo como constante, uma vez mais, que não pretendo interpretá-las. Uma médica psiquiatra disse: "Foi uma experiência como o resplendor de uma estrela, demasiado fugaz; necessito mais." Uma professora que trabalha com crianças disléxicas disse: "Eu vou-me tingindo de cor; gosto que acaricie meu corpo; giro como uma espiral."

Uma professora de psicologia: "Tenho diferentes emoções; transformo-me com a cor; descubro o espaço e o outro."

Dançar e expressar-se é tratar de viver em plenitude com tudo. Tudo nos nutre. É preciso sentir a vida em movimento. Todos devemos aceitar as mudanças. A vida enuncia a vida. Todas essas mudanças são estímulos importantíssimos para a expressão de nosso corpo. É uma fonte infinita de possibilidades, ainda mais quando a cor ou a linha aproximam-se da palavra que, agora sim, revitalizada e sentida, é interpretada pelo corpo, que pode ser um aliado extraordinário para dar um novo enfoque, como linguagem não-verbal, unida à dançaterapia.

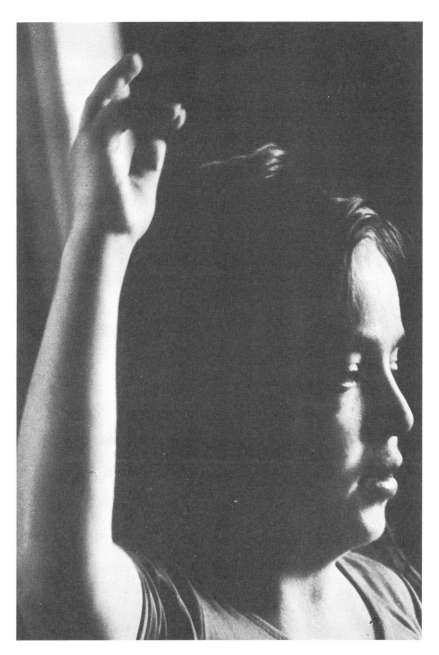

Sou uma bailarina.

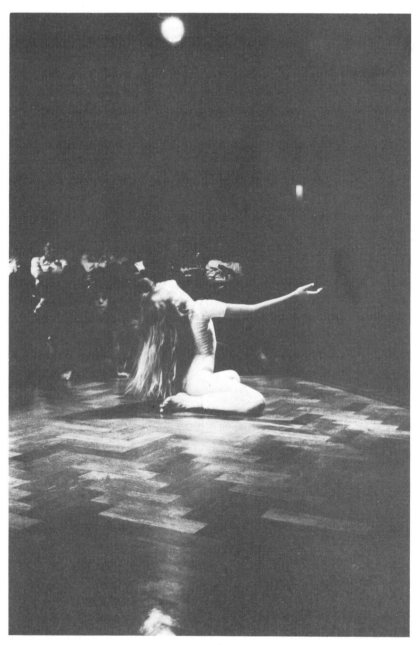

Posso dar.

XI. UMA EXPERIÊNCIA NO HOSPITAL FERRER, COM DOENTES DE POLIOMIELITE

Uma musicoterapeuta e uma psicóloga que trabalham no Hospital Ferrer com doentes de poliomielite, confinados nos pulmões artificiais ou em cadeiras de roda de forma permanente, davam aulas semanais de música para poder conseguir um encontro com eles através da voz e do canto.

Ao conhecer seu maravilhoso trabalho, disse-lhes, conversando um dia, que eu também queria ajudar esses doentes e que talvez o que pudesse fazer, para alegrar-lhes um domingo ou um sábado, era dançar para eles.

Meu desejo se cumpriu, mas nunca imaginei o que minha arte me permitiria aprender e viver através dessa experiência única.

Antes de levar a cabo o projeto pedi à musicoterapeuta que perguntasse aos psicólogos e psiquiatras que atendiam os doentes se eu poderia fazê-lo sem prejudicá-los. Disseram-me que ia beneficiá-los, mas, na verdade, quem necessitava de um encontro com eles antes de dançar era eu.

Assim, certa manhã fui ao hospital e comecei a aprender o que era um pulmão artificial e como se vivia nele; o que era a imobilidade e como se podia viver com ela.

Senti-me tremendamente comovida e perturbada e fui várias vezes para vê-los e conversar com eles, pois podiam falar comigo. E lentamente foram me conhecendo como a "amiga bailarina" que ia dançar para eles.

Muitas vezes esses olhos vivos me olhavam de sua quietude, e me pareciam ausentes. Não respondiam minhas perguntas ou, quando o faziam, revelavam muito pouco interesse. Eu sentia a solidão deles e o que significavam suas vidas estáticas.

Durante várias noites me tiveram obsessionada e angustiada.

Apesar de poder fazer o espetáculo e saber que faria bem dançar para eles, perguntava-me se não seria pior que vissem meu corpo em movimento desde seus pulmões artificiais, e se com isso não aumentaria a angústia e a dor por sua imobilidade. Muitos só poderiam me ver mediante um sistema de espelhos que tinham perto da cabeça, já que não podiam mexê-la.

Tudo isso me angustiava. Se tivesse estado sozinha diante desse grupo, se não tivesse tido o apoio de médicos e psicólogos, não poderia tê-lo feito.

Finalmente, uma tarde, despojada de elementos teatrais, postei-me no centro do *hall*, único lugar vazio, com piso de mármore gelado.

Ao meu redor não havia poltronas, mas, sim, vinte ou trinta pulmões artificiais e cadeiras de rodas com doentes trazidos por enfermeiros.

Permaneceram em silêncio diante de mim. Eu buscava a possibilidade de ir com minha dança até eles para dar-lhes um pouco dessa energia que me expressa e me move, e talvez um pouco de alegria.

Decidi contar-lhes como é que eu era. Mostrei primeiro toda a roupa colorida que ia pôr para transformar-me enquanto dançava, e depois, enquanto me maquiava diante deles, falei dos meus medos. Fui relatando que ia dançar, dizendo-lhes que faríamos uma viagem através de canções de países que eu tinha conhecido, através da cor e do silêncio, e que essas personagens iam me transformar. Disse depois: "Devo aquecer meu corpo. Necessito esticar cada parte de meu corpo para que esteja livre para dançar." Falava com meus medos, dava-me ânimo enquanto meu corpo se aquecia, e sentia os seus olhos percorrendo o meu corpo.

Iniciei o espetáculo, que intitulei: "A viagem de María".

A música foi me ajudando e também as canções, que abrangiam desde as mais primitivas da África até as do povo sefardim; e também o silêncio dançava comigo, a cor, a poesia de Lorca com suas nanas, as palavras que se moviam em mim.

Creio que nunca dancei com essa força subterrânea, levada por meu desejo de dar-lhes um pouco do meu mundo, o mundo do movimento.

Sempre que termino um espetáculo para crianças peço a elas que também me dêem algo, que se aproximem, que subam ao palco para compartilhar da viagem.

Nas noites que precederam o espetáculo do Ferrer, eu não dormia pensando como poderia dar a esse grupo a possibilidade de fazer algo equivalente.

Nessas noites insones descobri a resposta. E assim foi como, quase no fim do espetáculo, pedi que cantassem para mim. "Cantem, cantem para mim, porque meu corpo está desejando o canto de vocês e assim dançaremos juntos."

Cantaram e cantaram belíssimas canções de diferentes países, que haviam estudado com a musicoterapeuta. Eu me encontrava num estado emocional impossível de descrever. Sentia suas vozes vivas, alegres. Sentia a música extraordinária que estava encerrada nesses corpos e que me fazia dançar de forma interminável.

Mas meu estado emocional e minha resistência chegavam ao limite.

Eles cantavam e eu comecei a dizer que meu corpo não podia dançar mais.

Atirei-me ao chão e lentamente me pus a falar com meu corpo e lhes pedi que deixassem de cantar para que meu corpo pudesse descansar, já que lhes tinha dado tudo. E lhes disse: "Vocês ficam com minha dança e eu vou com suas canções."

Silenciosamente, sem aplausos, com os olhos deles fixos em mim, fui guardando minhas roupas, tudo o que foi meu espetáculo de hora e meia e fui embora com seus olhares e seus cantos.

A emoção, a ternura, a tristeza se acumularam em mim essa noite e na interminável escuridão sonhei que estava dentro de um pulmão artificial e que todo meu corpo estava inerte. Sentia a dureza do metal e a impossibilidade de mover-me. Despertei aterrorizada e, ao sentir de novo minhas pernas, sorri à vida e sorri ao meu corpo e disse: obrigada.

Assim que amanheceu chamei a psiquiatra e a psicóloga do hospital e elas me contaram que, nessa noite, os doentes do Hospital Ferrer que viram minhas danças sonharam que seus corpos se moviam e dançavam.

Havíamos feito uma transferência de vida e no meu espírito ficou pairando uma pergunta: "Até que ponto a visualização do movimento consegue a comunicação corporal e pode transcender as possibilidades sensíveis, mesmo em casos limites como os do Hospital Ferrer?

Esse grupo de aparente imobilidade total tem zonas de potencial mobilidade e, em seus desejos, o inconsciente estava disposto a realizá-lo.

Quanta coisa por fazer!

XII. UMA MENINA QUEIMADA

Nunca havia percebido o que era o ódio, até que encontrei uma menina de nove anos. Ele me ensinou a verdadeira dimensão do ódio para com o próprio corpo.

Vinha ao estúdio uma vez por semana, acompanhando sua irmã mais nova.

Martita olhava com inveja o rosto belíssimo da irmã. Ela se odiava, e de tal maneira, porque seu rosto, seu corpo, suas pernas, suas mãos estavam cheios de cicatrizes vermelhas, de manchas enormes produzidas por queimaduras. Seu rosto tinha sempre um aspecto triste e apagado, dolorido e angustiado, sem vida. Sentada, enquanto observava sua irmã e o grupo de alunas que dançavam, certo dia encontrei-me com seu olhar rancoroso e amargo. Depois de um ano a observar seu silêncio e ver seus olhos, senti a enorme necessidade de dar resposta ao seu desejo de integrar-se à dança.

Pedi à mãe que a deixasse participar das aulas. Ela me disse que ia ser muito difícil, porque sua filha não queria mostrar-se, nunca permitia que a vissem despida e jamais havia posto um maiô.

Comprei uma malha inteiriça e, ao finalizar uma das minhas aulas, dei-lhe de presente e perguntei se queria participar conosco na dança.

Era tal a necessidade da menina — que durante um ano havia assimilado, aparentemente estática, tudo o que havia visto — que, quando se integrou, deixou-me comovida com a facilidade de participação diante do grupo. E

63

senti, através dos seus movimentos, o desejo que tinha de fazê-lo.

Lentamente e sem pressão a mudança foi-se produzindo, e um dia eu a encontrei expressando-se com o movimento, enquanto se olhava pela primeira vez no espelho.

Começou a reconhecer-se e a aceitar-se e, sobretudo, começou a sentir o amor do grupo e o que lhe dávamos através da confiança.

Sua expressão transformou-se. Finalmente, pude conhecer seu sorriso. E esse sorriso afirmava a possibilidade de reconhecer o outro espelho, o espelho interno que possuímos, através do qual nós realmente somos.

Seu corpo já não a incomodava. Suas improvisações fizeram-se cada vez mais alegres e descobriu um dia que prodigava sorrisos à sua própria imagem.

O ódio que sentia por seu corpo transformou-se. As danças que ela criava encheram-se de alegria.

Nas improvisações me fazia ver as transformações que experimentava.

Nós temos uma pele externa e uma pele interna. Quando nos movemos, expressamos, de acordo com nossa sensibilidade, como somos.

Despertando essa energia, que é criadora, começamos a ver-nos e a sentir-nos de outra maneira.

Nossa querida Martita, que se odiava tanto porque tinha a pele queimada por fora, foi recuperando sua pele interna através da expressão.

A enorme energia que trazia encerrada dentro de si mesma necessitava que chegasse o momento, e chegou, em que sua pele queimada se transformou em movimento; unindo-se ao grupo de meninas de sua idade começou a descobrir sua outra pele.

XIII. EXPERIÊNCIA COM CEGOS

Fui convidada para dar um curso para profissionais no Serviço Nacional de Reabilitação e Capacitação do Cego, em Buenos Aires.

Ao ver o interesse despertado por meu trabalho, tive necessidade de conhecer que possibilidades havia de abrir para os cegos um canal de comunicação com o movimento.

Havia cinqüenta alunos no curso. Tratava-se de médicos, psicólogos, assistentes sociais, copistas de Braille. Todos trabalhavam com cegos e nenhum tinha experiência corporal.

Entre eles também havia cegos.

Minha experiência com os surdos era inútil nesse caso já que, para dançar, os surdos utilizavam como via direta a vista.

Devia encontrar outros caminhos: minha voz, a música.

A cor e a linha deviam ser deixados de lado.

Que forma, que método podia empregar com pessoas que não podiam utilizar a vista?

No meu primeiro encontro quis inspirar confiança. O importante era reconhecer o estúdio onde nos encontrávamos.

Pedi ao grupo que formasse um círculo grande, colocando-se ombro a ombro, costas contra costas.

Os cegos começaram a sentir a segurança que lhes dava o corpo do outro.

65

Depois lhes pedi que se deitassem no chão e, utilizando música de Bach, o *Addagio*, disse-lhes que dançassem com suas mãos, como se fossem seu corpo.

Com a música, as mãos começaram a mover-se lentamente. Minha voz lhes dizia: "Minha mão é meu corpo, a música move meus dedos e me expresso com minhas mãos." Todas as mãos começaram a mostrar sua expressividade, algumas com mais liberdade, outras menos. Todos começaram a sentir a música em suas mãos.

Minha voz lhes dizia: "Agora a música está na sua cabeça... em seu tronco... em suas pernas." Lentamente começaram a mover-se, a criar imagens, e o temor de não poder fazê-lo ia desaparecendo na medida em que desenhavam no espaço com seus corpos, expressando o que tinham por dentro, o que sentiam com a música.

Nesse momento as mãos haviam-se transformado em corpo.

A expressividade foi conseguida através da música e da palavra. Lentamente, ao cessar a música, as mãos retornaram ao corpo, que ia se relaxando, enquanto um sorriso animava seus rostos.

Agora sim, o grupo estava pronto para o primeiro crescimento.

Comecei a usar a palavra "crescer" e a repeti várias vezes, de maneira que o grupo pudesse apropriar-se dela lentamente. Essa idéia tornou possível o caminho ascendente.

Estavam no chão e ajudando-se com as mãos começaram a crescer lentamente à verticalidade. Sem temor começaram a buscar a segurança e, com a ajuda da música, percorreram pela primeira vez uma forma ascendente expressiva, unida à palavra "crescimento".

Como a primeira aula me deu fé, convidei doze cegos que estavam escutando a incorporar-se ao grupo.

Percebi que minhas palavras iam ser como olhos e que isso poderia ser uma ponte para ajudá-los a encontrar os movimentos que lhes dariam segurança para expressar-se.

O trabalho foi se desenvolvendo sempre ritmicamente. A música foi um aliado importantíssimo. O cego é geralmente um ser desconfiado e a expressão de seu rosto é muito pobre.

Tratar de mobilizá-los em apenas cinco aulas era uma tarefa enorme.

Meu desejo era fazer com que sentissem a música em seus corpos em movimento. Criar confiança. Minhas primeiras aulas confirmaram essa possibilidade.

Utilizei pequenos movimentos fechados no chão, movimentos ascendentes, dando-lhes confiança o tempo todo, confiança no espaço que iam reconhecendo de forma paulatina e onde lentamente eles foram expressando a alegria de fazer esses movimentos.

Seus corpos rígidos foram ficando cada vez mais moles, perderam um pouco a contração que vivia neles há anos. Seus rostos, quando perguntavam pela música que íamos "dançar", dirigiam-se a mim com um sorriso. Percebi suas pequenas mudanças, que davam resposta às minhas interrogações: embora não se pudesse falar de dança, tinham conseguido movimentos expressivos.

No final do cursinho, que durou cinco dias, com sessões de duas horas, vi as transformações e lhes pedi que me dissessem em palavras "como tinham se sentido movendo-se expressivamente com o corpo". Estas são algumas das respostas:

"Senti meu corpo de outra maneira."
"Senti que não estava sozinha."
"Deu-me segurança."
"Tive tanta alegria..."
"Senti que o espaço se movia comigo."
"Estava muito mal quando cheguei; estou melhor agora."
"Tinha vontade de rir o tempo todo."

Suas respostas sensíveis, comovedoras, refletem com palavras aquilo que o corpo recolheu, e, efetivamente, houve mudanças.

María, uma menina indígena surda, foi ao curso observar meu último dia de trabalho, e quando os cegos começaram a dançar, ela quis participar fechando os olhos. Tive que aproximar-me dela para que abrisse os olhos e não produzisse dificuldades de equilíbrio para os que realmente não podiam ver. E então ela, com os olhos abertos e os braços estendidos, dançou sozinha para os cegos que não podiam vê-la, e também para ela, porque queria dar sua própria experiência.

Os resultados do curso me demonstraram que há um caminho longo a percorrer e que, mesmo que não seja eu quem o percorra, fica esboçado nessa experiência.

Creio que os cegos, crianças e adultos, são vítimas não apenas de uma incapacidade física, mas também dos preconceitos dos que os rodeiam.

Creio que através do movimento pode manifestar-se certa capacidade de expressão que há neles.

Eles necessitam disso; é necessário que abandonem essa rigidez física que os caracteriza. É preciso dar-lhes confiança diante do espaço onde podem expressar-se.

Esse despertar da expressividade adormecida no cego poderia ser material para futuros trabalhos, e creio que também é uma ponte para o encontro do cego com o seu corpo.

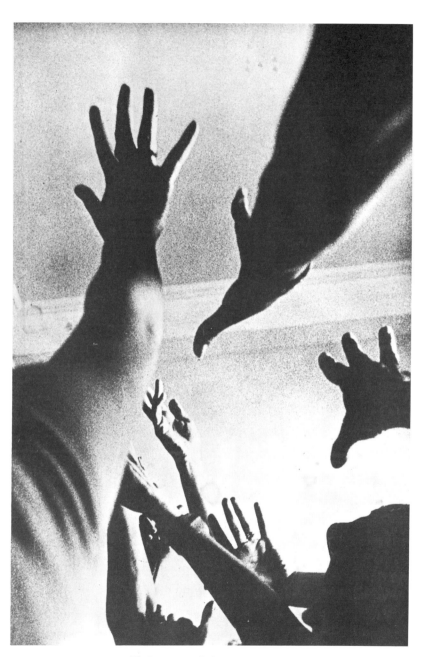

Abrimos caminhos no espaço.

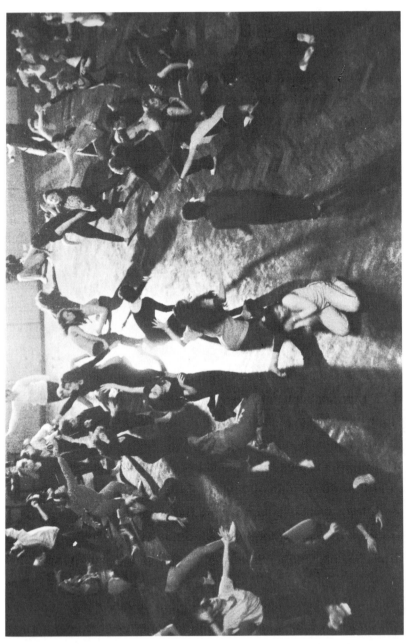

Não estamos só.

XIV. EXPERIÊNCIA FRUSTRANTE COM UMA MENINA AUTISTA SURDA

Nunca imaginei o que significava ser autista.

Conheci a mãe de Ana numa turnê por San Juan. Ela viu meu trabalho de dançaterapia com os surdos e depois, no fim da minha conferência, aproximou-se para pedir-me que fosse ao colégio onde Ana estava internada, em Buenos Aires.

Afirmava que a menina era surda. Levei uma carta para o diretor desse colégio "especial" onde Ana vivia, longe de sua família, segregada da sociedade, rodeada de doentes mentais, mongólicos; esse lugar onde a sociedade os isola sob o rótulo: "Escola para crianças com problemas." Depois de conversar com o diretor, pedi que levassem Ana ao meu estúdio uma vez por semana. Percebi que o diretor me olhava com surpresa quando mencionei minha intenção de ensinar dança a Ana. Ele me disse: "A senhora vai ensinar dança à Ana?" Eu expliquei que sabia que a menina era surda. "Não, é autista — replicou —; a senhora sabe o que é o autismo?" Eu disse que não sabia, e ele simplesmente acrescentou: "É não ter conexão com nada, nem com as coisas nem com as pessoas. Não reconhecer sua mãe nem reconhecer-se. É um mundo difícil de penetrar. Mas, olhe-a pela janela, aí está Ana."

Ana estava de pé sobre um banco, olhando uma árvore. Seu aspecto era bonito e agradável. Eu a via a certa distância através da janela.

Eu, ingenuamente, desejava conectar-me com ela, imaginava que poderia introduzi-la no mundo do movimento e talvez despertar-lhe algumas sensações.

A realidade foi muito diferente.

Comecei meus encontros semanais com Ana. Uma zeladora a trazia ao meu estúdio. Quando entrou, olhou sem ver-me e, para minha surpresa, começou a utilizar sua língua para conectar-se com o perímetro da parede do meu estúdio, que tinha vinte metros de comprimento.

Em seu percurso encontrou perto do meu gravador um carretel vazio que meteu imediatamente na boca e o fez vibrar.

Eu a olhava assombrada, sem saber o que pensar, tentando entender essa linguagem corporal aparentemente sem expressão que estava comunicando coisas incompreensíveis para mim.

Dessa maneira passaram-se quatro semanas, ou seja, eu a vi quatro vezes em um mês. Durante os sete dias seguintes ao nosso primeiro encontro tratei de compreender, procurei conectar-me com pessoas que soubessem sobre autismo. Falei com psicólogos e médicos amigos. Todos eles me deram um panorama bastante negro do que significava o autismo. Disseram que eu ia me esgotar, que não podia fazer nada, pois essa menina, Ana, além de seu autismo profundo, padecia de surdez.

Mas eu desejava comunicar-me com ela, desejava compreendê-la de qualquer modo.

Em cada um dos nossos encontros, que seguiam sempre a mesma pauta, Ana me mostrava seu mundo onde a língua, o carretel do gravador e a parede do meu estúdio eram os únicos personagens que ela via e necessitava.

Eu não era ninguém, nem sequer posso dizer que me visse. Pela primeira vez percebi que eu não existia para Ana.

Mas ainda tinha esperanças. Em cada encontro punha cores diferentes em minhas malhas, usava gases e flores coloridas no cabelo para atraí-la; mas percebi que não me via nem podia me sentir.

Um desses dias coloquei colares de muitas cores e sentei-me contra a parede, de modo que, ao passar a língua, Ana deveria ver-me ou tropeçar em mim.

Eu a senti chegar pela parede, e quando estava quase em cima de mim viu os colares no meu corpo.

Eu permaneci sentada no chão, sem me mexer. Era a primeira vez que estávamos tão perto uma da outra.

Começou a tocar os colares, queria pô-los na boca. Eu a tomei em meus braços e fiquei com ela no colo como se fosse um bebê muito pequeno.

Senti seu calor, senti que se distendia. Comecei a niná-la, "ah... ah...".

Olhei-a nos olhos enquanto acariciava seu cabelo e seu corpo, e por um segundo seu olhar se cruzou com o meu. Depois desse olhar fugaz, Ana tirou-me um colar, quebrou-o, meteu-o na boca e, novamente de pé, tornou à parede para continuar na rota espacial de uma busca na qual eu não penetrava.

Apesar disso, com aquele olhar em mim, senti que talvez pudesse haver uma ponte e fiquei esperançosa.

Nossos outros encontros demonstraram que tudo era inútil.

A zeladora que a trazia sempre fica observando esses encontros que para ela talvez não tivessem sentido.

Um dia me disse que tinha que fazer algumas coisas e que viria buscá-la em uma hora. Pela primeira vez eu estava a sós com Ana.

Tornou a fazer a experiência do perímetro com sua língua e com o gravador, mas, embora eu tivesse posto novamente os colares e ficado no mesmo lugar da outra vez, não tornou a se encontrar comigo.

Mas quando precisou ir ao banheiro, ao não encontrar a zeladora, com gritos desgarrados mostrou-me que eu devia ajudá-la a tirar a malha.

Levei-a ao banheiro e esperei do lado de fora com a porta fechada. Como demorasse muito, abri a porta e me encontrei com um quadro que me deprimiu muito: ela estava nua na banheira, masturbando-se.

Estávamos no inverno. Eu via pela primeira vez o corpo de uma menina que se masturbava; seu rosto e seus movimentos mudavam de expressão.

73

Meu assombro e minha angústia corriam paralelamente. Não sabia o que fazer, como fazer, a quem recorrer. Estava desesperada. Meu estúdio é enorme e eu moro ali. Corri à cozinha, estava sozinha, peguei uma maçã da minha fruteira, não me pergunte por que, não posso explicá-lo. Levei a maçã para o banheiro, sentei-me na privada e comecei a comê-la. Ana é uma criança de estrutura grande e forte, eu não podia levantá-la nem podia cortar essa linguagem, na qual ela me mostrava sua única felicidade.

Eu olhava para ela e comia a maçã. Quando Ana terminou, olhou a maçã e com um grito saiu da banheira para tomá-la de mim. Era o que a minha intuição tinha compreendido.

Enrolei-a numa toalha, vesti-a enquanto comia a maçã sem reparar em mim, de forma automática. Ana continuava comendo sua maçã. Quando a zeladora chegou eu pedi que não a trouxesse antes que eu houvesse falado com o diretor da escola.

Depois que ela foi embora, sentei-me no chão do estúdio, totalmente destruída. Pela primeira vez na vida me senti impotente diante de uma linda criatura de onze anos, diante de uma palavra que, agora sim, tinha sentido para mim: autismo.

Essa angústia durou um longo tempo. Decidi não continuar.

Falei com o diretor da escola, escrevi para a mãe de Ana, contando-lhe a última experiência com ela, e disse aos dois que eu não estava capacitada para dedicar-me a casos como o dela.

Nunca mais tive notícias dela nem da mãe.

Soube então, com certeza, que não é útil encarar um trabalho unilateral com crianças como Ana. É imprescindível trabalhar em equipe, com profissionais que contribuam com conhecimentos científicos sobre os diferentes aspectos da doença, para que se desenvolva entre todos uma terapia realmente positiva.

A dançaterapia pode ser uma contribuição importante, com a condição de que se integre ao trabalho desses grupos interdisciplinares; do contrário pode acontecer algo como o que acabo de contar, que, em última análise, foi uma luta estéril que chegou a tirar-me a alegria por muito tempo.

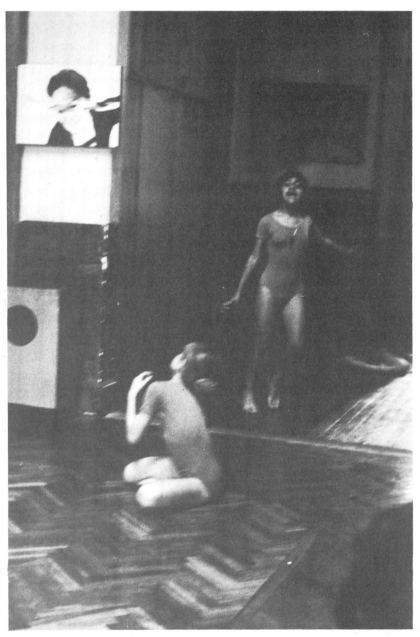

María não está só.

XV. MARÍA, UM CASO LIMITE

Começava o ano de 74 quando apresentou-se em meu estúdio uma religiosa com uma estranha menina à qual ela chamava de María.

Antes de referir-me à minha relação com María, transcreverei o depoimento da religiosa que a trouxe.

A irmã Josefina relatou assim a história de María:

"María Garrido, índia araucana, foi encontrada pela polícia em 1971 numa cova da cordilheira, em El Maitén, província de Chubut.

Segundo o relatório da assistente social, a menina vivia em total abandono dentro da cova que a abrigava, sendo que seu único contato humano era uma indígena.

A anciã indígena morreu quando a polícia entrou na cova; a menina não falava e estava num estado de avançada desnutrição, pois seus únicos alimentos eram os vermes que a velhinha tinha em suas chagas, e talvez os excrementos de ambas.

As autoridades a levaram a um hospital e depois quiseram entregá-la a um casal araucano sem filhos.

María era, então, um ser indefeso que se mexia muito desajeitada e lentamente, sem levantar a cabeça. Andava sobre mãos e pés como se fossem quatro patas. Embora tenha os dedos das mãos longos e bem formados, só manejava o polegar. Tinha focos de pus nos olhos, no nariz e na boca. Não sabia dizer nada, não sabia chorar, nem rir, nem rezar.

Tinha um estrabismo muito pronunciado. Nunca pedia nada nem tinha noção da quantidade de alimentos que podia ingerir. Era indiferente ao frio e ao calor, e, apesar de sua idade, teve que usar fraldas durante muitos meses no hospital.

Sua pele tinha um cheiro especial. Seu cabelo, muito negro, não deixava entrar o pente. Em todos os seus membros havia muitos pêlos, que foram desaparecendo pouco a pouco. Sua boca estava sempre entreaberta; os dentes, negros e cariados; e, ao abraçá-la, seus braços estalavam como papel celofane.

Os médicos que a examinaram em El Maitén calcularam aproximadamente, pelas radiografias dos ossos dos pulsos e pelos dentes, que a menina tinha nascido há quatro anos.

As irmãs religiosas, Servas de Maria de Amglet, cuidaram dela com amor e a alimentaram com conta-gotas, com leite e água com açúcar.

Depois de uns dez meses, o médico da zona aconselhou que a trouxessem a Buenos Aires para um exame mais completo, porque, além de tudo, havia razões para pensar que a menina era surda-muda.

No dia 27 de junho de 1972 a irmã Lourdes chegou com María a Buenos Aires, e juntas a levamos imediatamente ao Instituto Rica de Recuperação.

O diálogo entabulado entre a irmã Lourdes e eu, irmã Josefina, foi o seguinte: como o médico tinha afirmado que não podia fazer um diagnóstico sem todos os exames e radiografias, e que não estariam prontos antes de vinte dias ou um mês, a irmã Lourdes disse: 'Não tenho com quem deixar a menina e não posso ficar, vou levá-la de volta a El Maitén.' Então, eu lhe respondi que estava sem uma ocupação determinada e que ficaria com a menina se a Congregação me autorizasse."

Foi assim que a irmã Lourdes voltou para El Maitén e a irmã Josefina converteu-se em mãe adotiva de María.

Em 1974, a irmã Josefina, tratando de reeducar María em todos os aspectos, foi comprar um audífono.

78

No *hall* da loja, a irmã Josefina viu com assombro que uma menina que tinha um audífono dançava com grande expressividade diante das pessoas.

Perguntou, então, à mãe como era possível que a menina dançasse, se era surda.

A mãe respondeu que a menina freqüentava meu estúdio e que eu ensinava dança a meninas surdas.

"Será que María, minha menina, poderá dançar?" A mãe olhou para ela e disse que sim.

Um sábado, em março de 1974, María entrou em meu estúdio. Mas o pior, na verdade, não era sua surdez: eram seus longos quatro anos de solidão afetiva e o submundo quase animal em que havia iniciado sua vida.

Quando entrou no estúdio senti o olhar das meninas que me cercavam. Seu aspecto, seus braços pendurados para a frente, longos, imensos, sua cabeça baixa, sem expressão, suas costas curvadas e seus joelhos dobrados fizeram com que eu sentisse um desejo imenso de ajudá-la, de integrá-la com o meu grupo de meninas loiras, de camas perfumadas, de beijos da mamãe, mas percebi que com a chegada de María algo diferente tinha irrompido num mundo onde a cada sábado se estabelece entre nós a alegria do encontro com a dança: o submundo onde a menina vivera.

María era diferente. Eu fingi não ter notado a estranheza das outras meninas e aceitei María como uma aluna a mais, para que o primeiro encontro pudesse ser proveitoso e estimulante para ela. Achei que o que mais necessitava era sentir e compreender aquilo que não tinha em seu submundo: o significado da palavra "suave".

Talvez essa palavra estendesse uma ponte até ela e pudesse dar-lhe uma coisa viva que a fizesse sentir-se de outro modo. Dividi as vinte meninas, surdas ou não, em dois grupos. A um deles, no qual estava María, indiquei que observasse, sem mover-se, as demais.

Pedi ao outro que se colocasse no chão comodamente e, então, coloquei gases coloridas sobre seus braços para que se enrolassem nelas e lentamente fossem se mexendo, pensando, as que não ouviam, que a palavra "suave" se movia com elas e as gases, enquanto as que escutavam a música podiam utilizar o ouvido para mover-se lentamente; mesmo que a palavra "suave" não fosse dita, para as que ouviam estava unida à música que escutavam, porque a música era suave.

E assim, crescendo com o movimento para cima ou descendo, seus corpos davam lugar à cor, à forma e à palavra "suave", que María foi compreendendo de forma visual.

Quando chegou a vez do grupo onde estava María, adverti, com alegria, que minha intuição fora acertada: María, usando a palavra "suave", movia-se junto com o grupo, junto com o pano que fazia com que se transformasse pela primeira vez, e mostrava seu primeiro sorriso, unido ao movimento, com seus dentes desgastados e negros.

Assim começou uma experiência que dura até o presente, graças à qual uma menina de sete anos, tão diferente de todas as meninas que se aproximaram de mim em busca da dança, ensina-me e me proporciona a enorme satisfação de poder, através do silêncio que nos une, dar-lhe uma ponte de alegria para seu corpo, que busca expressar-se.

Ao final daquela primeira aula fiz com que todo o grupo se sentasse em círculo, tendo María diante de mim; via os olhares fixos das meninas em María, que era tão diferente delas. Diziam-me isso com seus olhares cheios de perguntas e então lhes expliquei que María vinha de um país muito distante, que não falava nossa língua e que se elas me ajudassem poderíamos ensiná-la a dançar, já que Maria queria fazê-lo, mas não poderia sem a ajuda delas e eu tampouco. Perguntei-lhes se me ajudariam. Todas me beijaram, beijaram María, e nunca tive que dar-lhes nenhuma outra explicação. Só depois de um ano ou dois, algumas delas souberam que María era surda. María foi aceita e querida desde aquele momento. Vem ao estúdio uma vez por semana e dança com seu grupo. Cresce normalmente e o reencontro com seu corpo foi se realizando

80

muito lentamente através das experiências contrastadas que, sem pressa, fui desenvolvendo com todo o grupo. María foi se transformando. Seu peito começou a abrir-se, suas costas curvadas, seu olhar para baixo começaram a se modificar. Começou a reconhecer que as palavras que às vezes emitíamos juntas uniam-se a seu corpo e se moviam através da expressão. Senti e vi lentamente que os movimentos abertos começavam a modificar totalmente sua postura, e aquela estrutura primitiva, quase simiesca, ia mudando a cada sábado, de aula em aula, numa evolução constante. Seu corpo respondia aos estímulos da comunicação, muitas vezes não-verbal, e à dançaterapia, realizada por um grupo que ajudou María a não se sentir mais sozinha, já que começou a dialogar com seu corpo diante das companheiras, modificando-se. E esse ser isolado que chegou ao meu estúdio foi se convertendo, paulatinamente, num ser que mostra um sorriso permanente quando dança, respondendo assim à alegria que lhe produz a realização desses movimentos.

Toda a sua aprendizagem foi lenta e comovedora. Pouco a pouco foi descobrindo que suas mãos já não eram pés, que com elas podia desenhar formas no ar; descobriu os ritmos percussivos usando pés e palmas, as vibrações produzidas pela boca com o som "brrr", que a levava a usar seus pés e mãos unida a suas companheiras, sentindo no plexo essas vibrações que a faziam rir, porque davam cócegas; e a estimulação de dançar junto às suas companheiras, de usar as palavras "vento, árvore, ar, mar, água" como formas que transformavam seu corpo enquanto as palavras adquiriam vida própria. E, lentamente, os estalos de sua língua, a respiração foram compreendidos por seu corpo e se modificaram, enquanto ela se expressava com alegria. María nunca teve aulas individuais comigo. Foi o grupo, a observação do grupo que lhe serviu de estímulo. María já não é mais uma menina solitária e distanciada da civilização. Gosta de improvisar danças e não tem medo de se mostrar. Lentamente foi sensibilizando seu corpo.

Já não tem contrações, e sua expressão inteligente faz compreender que a dançaterapia para ela, como para outros, é uma ponte de comunicação total. Agora María tem quinze anos. Foi ela quem me deu a pauta de sua transformação.

Quero contar-lhes como foi a mudança. Este ano entrou na classe de María uma menina surda-muda de onze anos, com uma idade mental de quatro, enormemente traumatizada.

Sem palavras, María percebeu que era uma pessoa diferente. Quando a aula começou, colocou-se diante dela, como se fosse a professora, para ajudar essa menina a compreender o que ela conseguiu. Eu estava surpreendida e emocionada, e durante toda a aula María foi minha ajudante.

E foi surpreendente ver como a menina recém-chegada ia se comunicando com María e comigo.

María está me indicando qual é o comportamento que devo ter com ela. E o faz sem palavras, com a linguagem não-verbal que aprendeu ao meu lado: "Eu já sou grande, posso ajudar você, posso ensinar". E é assim que eu sinto também: "Claro que pode, e você já está me ajudando." Hoje já posso dizer que María *foi* um caso limite.

Chegou ao meu estúdio com um corpo semi-selvagem. Em grupo pudemos fazer algo por ela. Os médicos, os psicólogos, a irmã Josefina com seu amor, e também a dançaterapia, que, através dos estímulos que lhe proporcionou, conseguiu transformar seu corpo e dar assim uma resposta afirmativa com a linguagem não-verbal.

Quanto se poderia fazer, quanta gente há que não quer ou não pode reconhecer suas possibilidades de expressar-se com o corpo, quanta gente que, sem ser um caso limite como María, vive bloqueada em absoluta solidão!

A linguagem encerrada no corpo é um longo caminho de encontros, e é uma ponte de comunicação para integrar o ser vivo, descobrir seu mundo interno e melhorá-lo.

Essa experiência com María nos leva à fé de que é possível.

XVI. ADRIANA

Há muito tempo chegou ao meu estúdio um pai com sua filha de quinze anos, afetada por deficiências que se notavam em seu comportamento.

Durante esse primeiro encontro ela não levantou a cabeça e nem me olhou em momento algum.

Eu notei seu estado ausente e pensei em Ana, a menina autista, e, por um instante, temi que Adriana estivesse imersa nesse mundo impenetrável.

Todo o seu corpo mostrava distonia e escasso controle, apesar de ter um rosto formoso, que parecia não pertencer a ela.

Tenho como norma evitar que os pais me informem desde o começo qual é a doença de suas crianças — o que poderia influir no meu comportamento — porque eu sempre as aceito e começo desde esse primeiro momento meu encontro com elas.

Pedi que trouxessem Adriana duas vezes por semana para integrá-la num grupo de adolescentes, onde havia algumas com problemas.

Adriana podia escutar. Isso já era um lindo presente, porque sua audição podia servir de ponte e proporcionar algum tipo de canal para a comunicação. Eu tinha um valioso aliado: a música.

Enquanto o grupo trabalhava, Adriana observava sem participar. Assim aconteceu durante várias aulas, até que percebi que certo tipo de música produzia respostas em seu rosto. Embora seu corpo permanecesse estático, seu rosto me revelou o eco afetivo que a música despertava nela, o que poderia constituir um canal de comunicação.

Lentamente começou a intervir junto com o grupo, mas com um sentimento, diria eu, quase apaixonado por mim. Pude entrever que nascia nela um amor adolescente. Isso me pareceu importante (tinha perdido a mãe antes de completar um ano). Começou a chegar ao estúdio uma hora antes do começo da aula, para poder ter comigo um relação diferente da que me unia com o resto do grupo. Sempre me trazia uma bolacha ou uma bala, e sempre me fazia as mesmas perguntas: que música ia pôr, se ia ser linda. Eu sempre tratei de evitar a familiaridade, que poderia interferir na minha relação com os alunos quando estou diante da classe.

Adriana foi transformando lentamente seu corpo. Necessitava sempre de uma relação muito afetiva comigo através do olhar, e às vezes, com uma palavra de estímulo, eu ajudava sua transformação. Foi ficando, ano após ano, cada vez mais expressiva.

Começou a ter consciência de seu corpo e muitas vezes notei que sorria ao olhar-se no espelho. Pensem que Adriana estava sempre com um grupo de vinte adolescentes, e que entre elas havia várias com problemas, inclusive deficientes auditivas.

Adriana foi progredindo e, quando se sentava, já não permanecia cabisbaixa.

Seu corpo desenvolveu uma consciência de linguagem não-verbal que se transformou em dança.

Passaram-se dez anos. Agora tem vinte e cinco. É bonita, expressiva e sente um grande amor pela música, porque a música despertou respostas em seu corpo adormecido. Suas improvisações incluem às vezes movimentos obsessivos, mas em outras inclui movimentos monocórdios que antes era incapaz de realizar. Agora começa a buscar outros elementos. Os movimentos servem-lhe de impulso e a estimulam. É quando pode escutar seu corpo e dançar com alegria.

Sem dúvida os estímulos corporais aumentaram e, dentro de seus próprios limites, ela adquiriu uma linguagem.

Ainda está perto de mim e, como sempre, continua chegando uma hora antes.

Suas perguntas são quase sempre as mesmas: "María, você vai dar uma linda aula?", "Que música você tem? Vai ser lenta ou rápida?". Ou me diz: "Como você está linda hoje!".

Essas palavras de Adriana aclaram o que é para ela a dançaterapia, já que, ao conseguir, através do movimento, que se interessasse por seu trabalho, foi possível resgatá-la da solidão e incomunicação em que se encontrava antes.

A verbalização de Adriana, suas perguntas reiterativas podem ajudar-nos a compreender as mudanças experimentadas por seu corpo e sua mente.

Adriana sempre quer me trazer algum presente feito por ela, e há dez anos recebo pelo menos três por ano.

São desenhos coloridos que refletem sua idade mental.

Têm sempre os mesmos elementos: uma casinha, flores, pássaros, um caminho e uma menina. São como os que costumam fazer as crianças de cinco anos.

Agora sei o que tem Adriana, seus pais me disseram: retardamento mental, dislexia, disritmia com problemas motores.

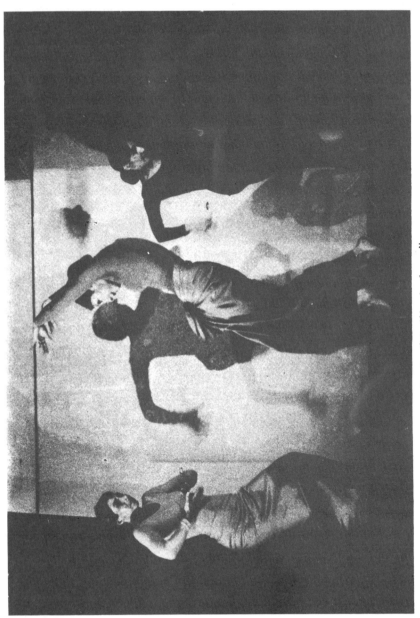

Sonia: "O silêncio dança".

XVII. SONIA: "O SILÊNCIO DANÇA"

Durante dez anos estudou comigo uma jovem surda, que foi desenvolvendo sua inteligência e suas respostas corporais com harmonia e beleza comovedoras. Vi a possibilidade de formá-la como bailarina profissional, pois, apesar de sua deficiência auditiva, possuía uma singular aptidão para a dança.

Seu interesse, sua paixão e suas respostas ante os movimentos que me via realizar permitiam que conseguisse uma força expressiva cada vez maior.

Pensei que poderia atuar como bailarina solista, como protagonista de um espetáculo de dança, se eu criasse uma coreografia que tivesse um significado vital para ela.

Pensei: "Mas o silêncio não dança?". E foi assim como me ocorreu para o espetáculo o título de "O silêncio dança". Com Sonia e outras quatro alunas companheiras dela começamos os primeiros ensaios e não tardamos em descobrir até que ponto o silêncio podia ser dançado e até que ponto podia servir de base a um espetáculo coreográfico que nos deixasse a todas uma valiosa experiência.

Numa fita gravei a voz de Sonia. Pensei que o som de sua voz seria apropriado para acompanhar o começo do espetáculo.

"Mmmminhaaa vvvooz mmmeee mmmmooovvee, mmminhaaa mmãããooo ffalaaa." O som de sua voz, gutural, monocórdia, que ela não conhecia, mas que nós escutávamos, produziu primeiro em nós, e depois nos espectadores, uma emoção especial. Quando Sonia dançava criava beleza com cada um de seus movimentos.

Introduzi expressivamente emoções diversas a Sonia, junto a suas companheiras que ouviam, começava a mover-se. Mas era ela quem iniciava o movimento com cada parte de seu corpo, que era como um ponto de comunicação unido à sua palavra.

E era assim como sua palavra, gravada na fita — "Mmmeeeeu pppéé ffaaalaaa" —, unia-se aos pés das companheiras que, a partir do chão, se comunicavam com ela.

Utilizei uma luz vermelha para iluminar unicamente os pés, que dialogavam entre si.

Depois acoplei na fita gravada o som do coração.

Também pus música que, em longos ensaios, através do meu corpo, Sonia foi captando e absorvendo com o dela, como um desenho coreográfico.

Sonia é a protagonista indiscutível do espetáculo. Com sua malha branca dança maravilhosamente. Depois, a busca da cor. A luz de um projetor inunda os corpos e Sonia grita: "Cor... Cor... Eu a sinto como vida."

Uma força avassaladora a ilumina. E essa cor se transforma em ritmo, em movimento. Está maravilhosa.

O grupo e ela são inundados por diferentes imagens; a linha e a cor mobilizam a todas na dança.

Há pequenos trechos musicais, nos quais Sonia se move com segurança, depois de longos ensaios comigo, em que me dediquei a ensinar-lhe os ritmos que havia na música e que ela captou com grande compreensão.

Depois busca o protagonista: o silêncio, mas ela o tem em seu corpo, em todo o seu ser. Dança maravilhosamente e nós escutamos realmente o silêncio. Depois todas aparecem escutando o som, os gritos da rua. Todas vão-se aproximando de Sonia, que está no centro do palco, olhando para cima, buscando com o olhar pássaros que vê mas não escuta. Todo o grupo está unido, algumas vendo-os mover-se, outras escutando-os, mas Sonia sentindo-os.

Apagam-se as luzes e o público enche a sala de aplausos.

Todos estávamos comovidos. Tivemos, depois de longos esforços, uma resposta; uma jovem que não ouve nos dá uma resposta: o silêncio falava, o silêncio fora dançado por Sonia.

Através desse relato, tratei de descrever como pude conseguir uma comunicação extraordinária a nível humano, sensorial e artístico. O caso de Sonia é um caso limite; entretanto, ela pode dançar no palco atingindo um alto nível, reconhecido pela crítica e pelo público de forma entusiasta.

O que não se poderia conseguir, então, com a dançaterapia em casos de neuroses, angústias, que certamente não são casos limites!

Até onde pode chegar a dançaterapia, sendo como é, uma ponte extraordinária para a expressão?

Esta é uma das críticas que o espetáculo mereceu:

"Qual é a música do silêncio?... A proposta de María Fux é 'falar com o corpo, utilizando unicamente a palavra para impulsionar o movimento'. O 'instrumento escolhido' para a experiência, sua primeira bailarina, é surda e os estremecedores sons que emite são o elemento com que vai desentranhando o espaço, a cor, as partes do corpo, a proximidade dos seres. De Sonia Salar pode-se dizer que é um exemplo de flexibilidade e que tão sugestivo e vigoroso é o ritmo que ela elabora a partir do silêncio, que se converte em firme guia para as explorações do coro de bailarinas que a acompanha. Primeiro o silêncio. Depois, sua voz visceral e o movimento que começa a desenhar o espaço, a povoá-lo de imagens e de idéias. Qual é o estranho fenômeno pelo qual uma pessoa, sumida no silêncio, guia companheiras que ouvem, criando a relação entre som e movimento? María Fux conhece as chaves, mas sabe que elas só podem ser aprendidas em profundidade na experiência do 'diálogo corporal' " (*La Razón*, de 3 de novembro de 1977).

Sonia afastou-se, como correspondia à etapa que estava vivendo em seu processo de amadurecimento, de crescimento individual. Hoje tem seu próprio estúdio, onde ensina dança a um grupo de cem alunos.

Uma de suas alunas lhe serve de ouvido e lhe dá idéia da música que coloca para que ela compreenda que ritmos corporais deve usar. Desse modo, seu trabalho atingiu um nível profissional e Sonia encontrou na dança também um modo de vida.

XVIII. GRUPO DE MÃES E FILHAS

Durante muitos anos, nas minhas aulas de dança para crianças, pude ver como as mães que acompanhavam as filhas permaneciam sentadas em silêncio, observando nosso trabalho. Notei que, na medida em que as aulas se sucediam, o interesse aumentava e, de alguma maneira, mudava de enfoque.

Efetivamente, no princípio, eram guiadas unicamente pelo desejo de ver as filhas dançando, mas depois o interesse se dirigia ao grupo em sua totalidade.

Não era que se despreocupassem do que suas filhas realizavam, senão que a observação se tornava mais global. Às vezes, quando um grupo era aplaudido, no estúdio, as mães também o faziam com entusiasmo, embora suas filhas não fizessem parte dele.

Ou, depois de ter vindo uma vez por semana durante vários meses, confiavam-me que as aulas eram para elas uma necessidade. Diziam, por exemplo: "Me faz tão bem!" ou "Depois dessa hora de aula tenho outro ânimo e me sinto melhor". Frases como essas eu escutei ano após ano.

Vendo a necessidade que tinham de mover-se, e sabendo de seus desejos contidos há muito tempo, ou adormecidos, quis realizar uma experiência à qual denominei "mães com suas filhas dançando na mesma aula". Estava dirigida especialmente àquelas mães que tinham problemas com seus corpos e criticavam inconscientemente suas filhas.

A experiência foi de grande interesse. Reuníamo-nos uma vez por semana e nos sentávamos no chão, cada mãe ao lado de sua filha. Para começar usei música de violão.

Eram dez mães e dez filhas. Começamos a nos conectar; primeiro, cada uma com seus próprios pés, depois com os pés da pessoa sentada ao lado; com as próprias mãos, depois com as mãos da vizinha. Pouco a pouco, o riso das filhas foi contagiando as mães. Quando, depois desse primeiro contato, o grupo tranqüilizou-se um pouco, começamos a desenvolver a mesma idéia, mas com os olhos fechados. Estimulei as mães para que fossem ao encontro das que não eram suas filhas, de tal maneira que as mães intercambiassem a comunicação e as filhas também.

No começo, as mães sentiam-se incômodas em companhia de suas filhas adolescentes (a experiência foi realizada com meninas de 10 a 15 anos).

As jovens riam e esse riso propagou-se e descarregou a tensão.

Eu agia como uma ponte entre elas. Os contatos corporais, sempre unidos à música, não eram com a própria filha, mas, sim, com a companheira, que começou a ser explorada lentamente, quando nos levantamos com nossas mãos como contatos, apoiando-nos e movendo-nos com a música. As mães não estavam com suas próprias filhas e isso as ajudava a desinibir-se. Quando a frase musical terminou, pedi-lhes que voltassem para suas próprias filhas; foi tanta a alegria que esse reencontro produziu que todas começaram a mover-se de maneira mais livre e a sentir a filha ou a mãe como participante daquilo que estávamos sentindo.

Tudo isso era realizado com diferentes estímulos musicais e, às vezes, também com o silêncio. No grupo, a comunicação ia crescendo, e o estado de tensão entre as filhas que tinham problemas de crescimento e suas mães diminuía quando começavam a mover-se através de sua própria expressão e se encontravam.

Lentamente, o grupo começou a sentir confiança e a reconhecer, nas outras filhas e mães, coisas que lhes proporcionavam prazer ou dor e que, desde há muito tempo, imobilizavam os corpos dos adultos.

As aulas esfumavam lentamente as angústias que algumas traziam ao começar a experiência. O resultado foi quase sempre muito positivo, porque várias mães de meninas adolescentes, que tinham sérios problemas de comunicação, recuperaram seu próprio corpo e compreenderam melhor os problemas de suas filhas.

Adquiriram a possibilidade de uma linguagem e começaram a sentir, sem palavras, um equilíbrio interno que as tornava mais felizes.

Essa experiência durou apenas um ano. Espero tornar a realizá-la no futuro com maior profundidade, porque creio que nela existem enormes possibilidades de desenvolvimento.

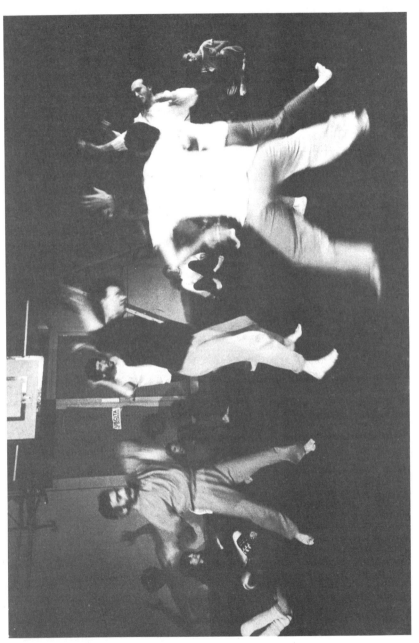

Cursos Desestressanautas, Itália, Florença

XIX. CAMINHOS PARA O ENCONTRO COM A DANÇATERAPIA

O corpo, quando se expressa no espaço, realiza seqüências que são seu universo. O homem é um universo em miniatura.

Através daquilo que sente e vive, transforma seu ritmo interno em sons — que podem ser palavras —, e se o desenvolve no espaço, com seu corpo, pode expressar aquilo que é, seus medos, suas angústias, suas alegrias.

Posto que o corpo canaliza o universo do homem, tomar consciência dele, conhecer sua linguagem expressiva, ajudaria a psiquiatria em sua tarefa de reconhecimento do ser, porque o corpo, quando se expressa e abre seus canais de comunicação, não pode mentir.

O conhecimento do ritmo interno pode constituir uma experiência enriquecedora, que permitiria aos especialistas reconhecer e interpretar a linguagem profunda que têm diante deles: um corpo que está expressando seu mundo interno, que nos conta como está, sem palavras, com a linguagem não-verbal do movimento.

Minha experiência de vida com a dançaterapia não tem regras fixas e os limites se expandem de forma permanente, de acordo com as necessidades que vou compreendendo através dos grupos.

Em cada aula busco novas pontes para estimular as possibilidades que estão dentro de todos. Quando utilizo a palavra, ela tem que estar unida ao movimento, o que supõe a unidade da palavra e do corpo, embora tenha podido comprovar que é muito difícil para os grupos usarem sons do próprio corpo, especialmente em se tratando de palavras.

Mas, como as dificuldades me interessam enormemente, venho tentando, há alguns anos, trabalhar com sons do próprio corpo unidos ao movimento.

Quando introduzi o som "ah..." tratei de dar lugar a movimentos abertos; procuro que o som saia do tronco, onde a ressonância pode ser sentida quando tocamos o plexo com a mão. Os deficientes auditivos, ao sentirem a vibração que produz a emissão de voz, realizam — nesse caso com o som "ah..." — movimentos abertos.

Depois introduzi sucessivamente os sons "ee... ii... oo... uu...", fazendo crescer os movimentos de acordo com aquilo que os sons sugeriam: "ii...", linhas verticais; "ee...", linhas horizontais; "oo...", formas redondas; e "uu...", movimentos pendulares.

Era interessante ver como, através dos sons que produziam com sua voz e transmitiam com seu corpo, aumentava a expressividade do grupo.

Usávamos também o som "zzii...", que podia ser forte ou fraco, sentindo que também os sons podiam realizar crescendos e diminuindos. Era gratificante ver como pessoas surdas ou com dificuldades de linguagem encontravam na emissão do som unida ao movimento de seus corpos uma expressão própria que lentamente produzia um grande equilíbrio.

O dançaterapeuta tem um grande aliado na música, que deve ser cuidadosamente selecionada, pois o ânimo de um grupo pode modificar-se de acordo com o material musical, e isso influi em todo o trabalho.

Mas tampouco devemos esquecer que, assim como fazemos a experiência sonora através do conduto auditivo, é possível realizá-la unida aos diferentes sons que podemos tirar de nossos corpos.

Creio que é importante a intervenção de grupos interdisciplinares nesse momento do trabalho. Eu, pessoalmente, não pretendo interpretar o que os grupos realizam; corresponde aos psicólogos, psicoterapeutas e psiquiatras que trabalham com o dançaterapeuta observar as mudanças que se produzem e atuar como controle dos grupos. É importante o intercâmbio de opiniões em reuniões periódicas para que, dessa forma, os grupos possam continuar evoluindo e enriquecendo-se.

No início, quando se começa o trabalho com um grupo, ele parece desarmônico e fragmentado, com pouco ou nada de contato com seus corpos e com os outros.

Mas, na medida em que os encontros vão se sucedendo, pode-se advertir a evolução e as mudanças que se produzem, especialmente num trabalho de comunicação afetiva que começa com o corpo de cada um para depois seguir com o do outro.

É necessário respeitar o ritmo de cada aluno, deixando que vá ao encontro da expressividade individual e se manifeste primeiro consigo mesmo e depois com o outro. "Como estou só... Não estou tão sozinho... Há alguém ao meu lado que sente coisas parecidas... Minha mão pode apoiar-se na sua sem medo... Posso sentir suas costas grudadas às minhas, isso me faz bem, não estou só...".

Aí começamos a encontrar no outro aquilo que nos falta. Aí começa a dançaterapia, onde o movimento é uma linguagem não-verbal que nos vai convertendo sem pressa, com o tempo de cada um, naquilo que realmente somos; e, lentamente, vamos enriquecendo nosso corpo para que se expresse melhor, afastando nossos medos: "Não posso fazer isso, tenho medo." Toda essa experiência que vivo, dia a dia, com intensidade, há mais de trinta anos, encerra respostas não apenas para mim, mas também para os outros.

Intitulei este livro de Dancaterapia porque acredito que minhas experiências abrem possibilidades para a pesquisa do movimento e para as respostas, que não interpreto, mas vejo.

Para que isso seja possível é enormemente importante a formação de equipes interdisciplinares integradas por psiquiatras, psicólogos, músicos e pintores que, previamente, tenham feito um trabalho de reconhecimento corporal e expressivo *com seus próprios corpos*. Dessa maneira, tendo realizado o movimento de forma sensível e inteligente, compreenderão melhor, já não mais como frias testemunhas, e poderão registrar as mudanças que se produzem nos grupos e aperfeiçoar o enfoque terapêutico.

Só assim essa nascente forma de terapia poderia ser valorizada e enriquecida com as contribuições de diversas matérias. É fácil advertir que a palavra não pode expressar todo o material oculto e que o corpo pode desenvolver e mostrar no espaço a face oculta da personalidade que, assim, através do movimento, será reconhecida pelo terapeuta.

O que é necessário para ser um dançaterapeuta?

Viver compreendendo que devemos conhecer nossos limites para ir deslocando-os, para que se organizem, e com nossos "não posso" ir ao encontro dos "sim, posso" que surgem em nós quando nos enfrentamos com alguém que necessita de nossa experiência no movimento.

Há mais de trinta anos trato de conhecer-me e, através de mim, conhecer o outro, e se diariamente, conhecendo meus limites, vou-me transformando, o outro também o fará, não apenas psiquicamente, mas também corporalmente.

Vendo como crescem esses seres que chegaram até mim, como necessitam de mim e eu, deles, como recebem e reconhecem a música e as palavras, convenço-me de que ao nosso redor existe um fluxo de vida que espera que a compreendamos para poder compreender.

Devemos ouvi-los com o ouvido esparramado por todo o nosso corpo, com todos os nossos ritmos, para que possamos nos aproximar da comunicação com o outro.

Não há fórmulas que possam criar um dançaterapeuta.

Este não é um livro de texto, é um livro de experiências de vida.

Sem amor, entrega, fé, não há encontro.

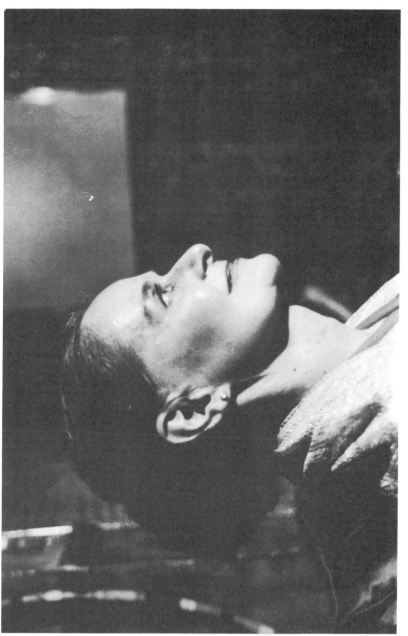

María Fux.

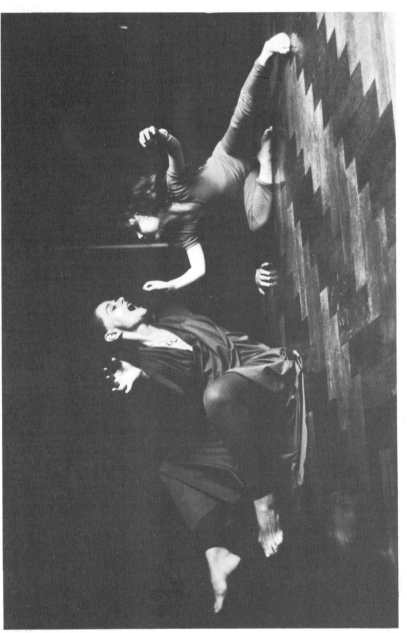

Maria, dou-te um pontinho.

XX. FRAGMENTOS DE CARTAS RECEBIDAS

María:

Sinto que não tenho limites. Eu sei que tenho limites. Embora pareça ridículo, a contradição é assim. Se é que existe um limite, já não o sinto. Meu critério de realidade me diz que é melhor que o veja, que o conheça.

Sei que se não o vejo vou me arrebentar no dia em que me chocar contra seu limite. Mas é difícil pensar nisso quando danço. Pensá-lo é difícil. Senti-lo é impossível. Desde que comecei a me manejar sozinha, há nove meses, comecei a crescer e mudar a um ritmo cada vez mais acelerado. Quando comecei a fazer dança com a María, essa aceleração foi melhor e o é cada vez mais.

Eu me sinto muito bem. Estou contente. Descobri em mim poderes e capacidades que não conhecia. Estou mais aberta, mais flexível e mais compreensiva. Enquanto danço sinto-me em outro mundo, imenso, infinito. Essa sensação dura até algum tempo depois de ter terminado de dançar. Depois a excitação vai embora e volto à realidade. É então que começo a ver as mudanças reais, o que realmente essa dança me deixou, e é aí que me sinto maior e posso ver objetivamente que *posso*; e em algum momento de maior tranqüilidade, no qual posso pensar racionalmente, sem excitações, também posso ver esse limite, que existe; e a partir daí, de saber que existe, posso afastá-lo cada vez mais, cada vez são mais as coisas que posso fazer.

Estou muito melhor com meu corpo. Fisicamente melhorei meu equilíbrio, minha coordenação, e posso, em geral, mover-me muito mais, melhor e mais segura que antes. E também estou me reconciliando com meu corpo. Agora eu o valorizo muito mais, é muito mais útil para mim, faço coisas com ele, gosto dele.

Além disso, quando danço estou contente, gosto muito, é lindo, sinto prazer. Concentro-me muito, e uma aula pode mudar o estado de ânimo que mantive durante todo o dia. Além disso, se me sentia travada, fechada, no começo da aula continuo assim, depois vou me abrindo e flexibilizando pouco a pouco. Quando termino a aula, geralmente já estou bem. Mesmo quando não pude dançar bem porque era muito difícil o que se fazia (saltando), eu me dei muito e toda a minha preocupação era poder dançar a música que era tão difícil para mim e já tinha me esquecido de como havia estado mal o dia inteiro (animicamente) por causa de meus problemas.

Sinto mais meu corpo. Sei que mais coisas posso fazer e como fazer, manejo-o melhor. E falo de mim e de meu corpo como se fossem duas coisas diferentes, seguramente porque é agora que compreendo a dissociação em que estávamos antes e a melhor integração que existe agora. E já não sinto medo, sinto-me segura e posso dizê-lo.

Mónica
20/9/1979

Buenos Aires, julho de 1977

Senhora María Fux:

Minha filha Marta, de catorze anos de idade, padece de uma enfermidade genética chamada de síndrome de Turner, cujas características físicas são: altura muito reduzida, cabeça grande, mãos e pés pequenos, formas masculinas. Além disso, tem apenas 30% de visão, problemas motores e um quociente intelectual limítrofe.

Há três anos manifestou desejos de fazer dança, desejo que fomos postergando ao levarmos em conta suas limitações e com o temor de uma frustração que seria muito dolorosa para ela.

Uma vez que decidimos, fomos ao estúdio da senhora María Fux, conhecendo já seus trabalhos com crianças cegas e surdas.

Naquela época ela se encontrava na Europa e nos foi informado que teríamos que esperar seu regresso. Apenas ela poderia decidir sobre a matrícula. Diante dessa dificuldade e da insistência de minha filha em querer começar, decidimos experimentar em outras escolas.

Iniciamos assim uma peregrinação muito dolorosa para ambas, pois fomos recusadas em instituições oficiais e privadas (num total de seis) sem que lhe fizessem nem sequer um pequeno teste. Esperamos, então, a volta da María, mas já sem esperanças; no dia em que devíamos entrevistar-nos com ela eu me sentia muito angustiada temendo uma nova decepção para Marta, que já havia sofrido muitas em sua curta vida.

103

Ela falou apenas com minha filha, e o fez com grande ternura e compreensão, que lhe infundiu imediatamente a confiança perdida. Quanto às palavras que me disse, não poderei esquecê-las jamais: "Com a senhora eu vou falar daqui a um mês. Não vou deixar que me contamine. Provarei o que Marta pode dar".

Creio que nunca deixarei de emocionar-me até as lágrimas ao recordá-las, pois demonstram uma grande sensibilidade e respeito ante o sofrimento do semelhante.

Quanto a minha filha, sente-se imensamente feliz. Admitida num grupo de meninas sem problemas, também se sente muito integrada e espera ansiosa o dia de aula, e, quando termina, me conta sempre que nunca fez na sua vida algo que goste tanto como dançar.

Com um grande afeto,

Laura

Graças à dança tornei a ter uma nova vida, porque antes eu era muito tímida e incapaz de enfrentar com o mundo.

Eu dançava enquanto sentia força, ritmo e melodia; também me comunico melhor com meu corpo, seguia dançando sem perceber, é como se eu sonhasse caminhando em direção à luz de mistério de nosso corpo.

Quando terminei de dançar, caminhei livremente como uma pluma e eu nem podia acreditar.

Novamente agradeço à maravilhosa dança moderna que me converteu numa mulher livre, aberta e alegre.

Estou muito contente de tê-la conhecido e nuncá a esquecerei; sempre me recordarei de você com todo o coração.

Sou sua admiradora fervorosa e também de Isadora Duncan. Obrigada a estas bailarinas que tiveram muita vontade para mostrar a dança que dá a vida, alegria e saúde.

Continuarei com a dança durante toda a vida.

Levarei sua imagem como uma recordação na minha vida. No dia 21 de setembro vou completar um ano dançando com você.

Beijos e um grande abraço da

María S., 20 anos

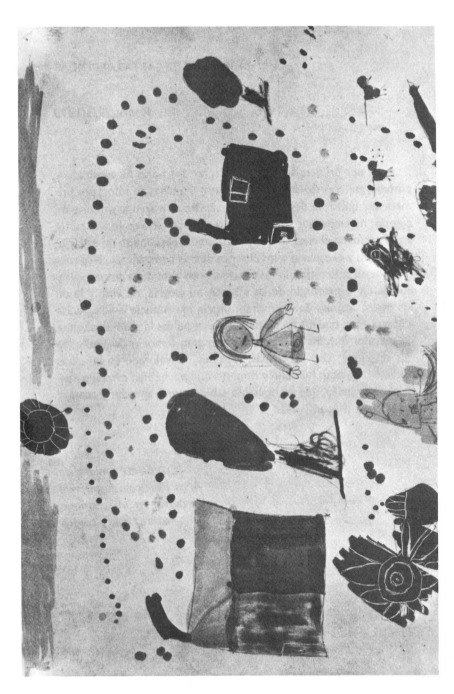

ño
24/marte 2 9 . julio 1988
maria te lo regala Adriana para bos
con cariño yo te trañe mucho
le martes - juve no me guso la clase

Roma, 22/3/1979

Hoje, pela primeira vez na minha vida, em duas horas esculpi e pintei milhares de linhas ou de massas ou manchas coloridas; pela primeira vez talvez descobri meu ventre, extraindo meu ser e meu corpo; comecei a conhecê-lo e a conectá-lo no abstrato, no vazio, no espaço que me circunda. Comi meu espaço, meu corpo e o espaço e os corpos de meus companheiros. Degustar ou ser degustado estimulou minha consciência no sentido de conhecer e buscar no profundo das vísceras minha alegria, minha vida e a dos outros, depois dessa extraordinária experiência vivida graças a María Fux, que me tirou das costas a grossa coluna de mármore que me fazia iniciar com grande temor ou desconfiança minhas relações com os demais. Depois, valorizei nas outras horas o contato humano e honesto que tinham me oferecido desde o nascimento, que eu não havia sabido nunca apreciar e aproximar sem temor e desconfiança.

Pietro
(Estudante romano de Artes Plásticas depois de participar de um seminário sobre linha e cor)

Cheguei ao estúdio de María Fux para poder reencontrar-me com meu corpo. Um corpo que, por meio da angústia oral, maltratei até aumentar 35 quilos. Depois de uma psicoterapia psicanalítica de vários anos chegamos, meu médico e eu, à conclusão de que minha perda de peso teria que ser elaborada lenta e pacientemente como fora a crise que me levou a aumentá-lo. Considerou que María era a pessoa adequada para ajudar-me a percorrer o caminho.

Nesse contato com o mundo da dança abriram-se para mim novos canais de comunicação com o mundo externo. Um deles enriqueceu poderosamente o exercício da minha profissão.

Uma de minhas companheiras é surda. Apesar de sua limitação é incrível seu modo de captar a forma e a cor da música, já que, é claro, a melodia e o ritmo são inacessíveis a seus sentidos. Sua forma tão acabada de demonstrar-nos o què sugere para ela uma imagem ou um ritmo impressionaram-me vivamente, demonstraram-me a relativíssima incapacidade de um surdo e me colocaram uma pergunta: Quantas outras deficiências serão assim relativas?

Ao ter que decidir sobre um caso de adoção de uma menor, por uma mulher cega, e tendo tomado consciência de que as limitações dos deficientes físicos são tais à medida que nós que não o somos lhes atribuímos essa condição, dei parecer favorável e senti minha alma repleta de gozo sabendo que essa mãe cumpriria seu papel com perfeita idoneidade.

Cláudio
(Funcionário dos Tribunais da Capital,
30 anos, dezembro de 1981)

------------------------------ dobre aqui ------------------------------

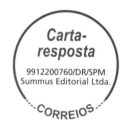

CARTA-RESPOSTA
NÃO É NECESSÁRIO SELAR

O SELO SERÁ PAGO POR

AC AVENIDA DUQUE DE CAXIAS
01214-999 São Paulo/SP

------------------------------ dobre aqui ------------------------------

summus **editorial**

CADASTRO PARA MALA-DIRETA

**Recorte ou reproduza esta ficha de cadastro, envie completamente preenchida por correio ou fax,
e receba informações atualizadas sobre nossos livros.**

Nome:_____ Empresa:_____

Endereço:☐ Res. ☐ Coml. _____ Bairro:_____

CEP: _____-_____ Cidade: _____ Estado: _____ Tel.: ( ) _____

Fax: ( ) _____ E-mail: _____ Data de nascimento: _____

Profissão:_____ Professor? ☐ Sim ☐ Não Disciplina: _____

1. Você compra livros:

☐ Livrarias   ☐ Feiras

☐ Telefone   ☐ Correios

☐ Internet   ☐ Outros. Especificar:_____

2. Onde você comprou este livro?

_____

3. Você busca informações para adquirir livros:

☐ Jornais   ☐ Amigos

☐ Revistas   ☐ Internet

☐ Professores   ☐ Outros. Especificar:_____

4. Áreas de interesse:

☐ Educação   ☐ Administração, RH

☐ Psicologia   ☐ Comunicação

☐ Corpo, Movimento, Saúde   ☐ Literatura, Poesia, Ensaios

☐ Comportamento   ☐ Viagens, *Hobby*, Lazer

☐ PNL (Programação Neurolingüística)

5. Nestas áreas, alguma sugestão para novos títulos?

_____

6. Gostaria de receber o catálogo da editora? ☐ Sim ☐ Não

7. Gostaria de receber o Informativo Summus? ☐ Sim ☐ Não

Indique um amigo que gostaria de receber a nossa mala-direta

Nome:_____ Empresa:_____

Endereço: ☐ Res. ☐ Coml. _____ Bairro:_____

CEP: _____-_____ Cidade: _____ Estado: _____ Tel.: ( ) _____

Fax: ( ) _____ E-mail: _____ Data de nascimento: _____

Profissão:_____ Professor? ☐ Sim ☐ Não Disciplina: _____

summus **editorial**

Rua Itapicuru, 613 – 7º andar   05006-000   São Paulo - SP   Brasil   Tel.: (11) 3872 3322   Fax: (11) 3872 7476
Internet: http://www.summus.com.br   e-mail: summus@summus.com.br

cole aqui